中老年健康科普系列丛书／肺肾健康篇

主编 张赞

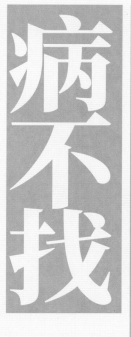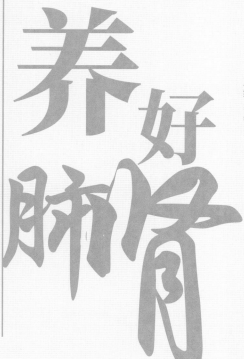

病不找 养好肺肾

日常养好肺肾　助力身体健康

支气管炎 / 哮喘 / 肺气肿 / 肺心病 / 高血压肾病 / 糖尿病肾病 / 尿毒症

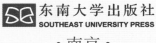

东南大学出版社
SOUTHEAST UNIVERSITY PRESS

·南京·

内容提要

本书从中西医的角度详细阐述了肺、肾的基本概念和重要性，以及肺肾的关系等，介绍了日常生活中常见的"肺虚""肾虚"症状，并针对中老年人群常见的肺部疾病、肾病，介绍了简便实用的日常调理方法。希望本书能够对广大读者尤其是中老年人的肺肾健康有所帮助。

图书在版编目 (CIP) 数据

养好肺肾 病不找 / 张赞主编 . — 南京：东南大学
出版社，2021.1
  （中老年健康科普系列丛书）
  ISBN 978-7-5641-9236-5

Ⅰ . ①养… Ⅱ . ①张… Ⅲ . ①五脏 - 养生（中医）-
基本知识 Ⅵ . ① R212

中国版本图书馆 CIP 数据核字 (2020) 第 238865 号

养好肺肾 病不找
Yanghao Fei-shen Bing Buzhao

主　　编	张　赞		责任编辑	刘　坚
电　　话	(025)83793329　QQ：635353748		电子邮箱	liu-jian@seu.edu.cn

出版发行	东南大学出版社		出 版 人	江建中
地　　址	南京市四牌楼 2 号		邮　编	210096
销售电话	(025)83794561/83794174/83794121/83795801/83792174 83795802/57711295(传真)			
网　　址	http://www.seupress.com		电子邮件	press@seupress.com

经　　销	全国各地新华书店		印　刷	南京工大印务有限公司
开　　本	700mm×1000mm 1/16		印　张	7.5　　字　数　145 千字
版　　次	2021 年 1 月第 1 版		印　次	2021 年 1 月第 1 次印刷
书　　号	ISBN 978-7-5641-9236-5			
定　　价	48.00 元			

前　言

近年来，随着生活环境的变化、生活节奏的加快，很多人都处于"亚健康"状态，紧张而无规律的工作和生活导致很多人出现"肺虚""肾虚"等健康问题，如精力不足、情绪不佳、易感冒、失眠、记忆力下降、头发早白、肢体畏寒、夜尿频多等。

在我国，肺部疾病的发病人群日益增多，其中哮喘、慢性阻塞性肺病、肺结核、肺癌的发病率呈持续上升趋势，具有高传染性的病毒性肺炎更是时有发生，具有代表性的是 2002 年爆发的"非典"和 2019 年年末爆发的"新冠"肺炎等。

除此之外，我国尿毒症、肾衰竭等疾病的发病人数也在不断攀升，这些严重的肾病需要长期治疗，但很多人受经济条件的制约，无力承担巨额的治疗费用，很多患者会死于肾病引发的心脑血管并发症。目前，我国肾脏疾病的防治情况很不乐观，存在知晓率低、防治率低、合并心脑血管疾病认知率低的特点。综上所述，提高国民对于肺病、肾病的认知，加强对肺、肾的日常保养，树立防大于治的意识，具有重要意义。

现代医学认为，肺病属于呼吸系统疾病，主要体现在支气管和肺泡发生病变，导致肺功能受损，出现咳、痰、喘的症状。肺与心脏有着密切的联系，肺部疾病会影响全身气体交换和血液运行，导致人体免疫力下降，甚至会引起或加重心血管系统疾病。

肾病主要体现为肾小球、肾小管发生病变，导致肾功能受损，出现蛋白尿、血尿、水肿、高血压、肾功能不全等临床表现。

祖国传统中医的"五行学说"和"藏象学说"为肺、肾的科学保养提供了理论基础。"五行学说"认为，五脏是一个整体，虽然各司其职，但却紧密联系，相互依存，相互影响，五脏之间的相生关系又被称为"母子关系"。"藏象学说"则是"以表知里"，通过分析机体的外部表征，来推导人体内部的病理情况。当身体发出一些外在表征的异常信号时，就要有意识地去思考是不是身体内部器官出现了问题。对于肺、肾这些重要器官来讲，提前保养更重要，否则等到出现了问题，治疗的难度往往会大大增加。

本书主要介绍了肺、肾的基础知识及肺、肾相关疾病的防治方法，希望广大读者，尤其是中老年朋友，在日常生活中，要重视肺肾的保养，预防肺肾疾病以及可能由此引发的其他健康问题，降低肺肾类疾病的发生概率，提高生活质量，享受健康生活。

中医药学家金建文教授在本书撰写过程中提出了宝贵意见，给予了专业指导，在此对金教授表示衷心感谢。本书适合关注健康的人群尤其是中老年人阅读。由于水平有限，不当之处在所难免，敬请读者批评指正，以便再版时更正。

目 录

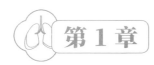

第 1 章

肺的概念和主要功能

【病例】青岛市民赵先生,今年 73 岁,有"高血压、冠心病、陈旧性心肌梗死"等病史 20 余年,年轻时曾有 20 余年的吸烟史。2019 年 3 月底,赵先生因反复咳嗽一个多月,来到市立医院呼吸内科就诊。

就诊时患者自述感冒一月有余,反复咳少量黄白色黏痰,痰里常常带血,自行服用多种止咳药、感冒药,症状仍未缓解。入院前一周,咳嗽加重,痰量明显增多,痰血增加,并开始出现畏寒、发热、全身酸软无力等症状,体温在 38℃上下波动,夜间咳嗽明显,不能平卧,影响正常睡眠,因而前往医院就诊。入院后做了肺部 CT,最终确诊为肺癌。

生活中,类似赵先生这样的病例很常见。尤其是中老年人,经常患有多种疾病,身体抵抗力弱,进而导致肺的免疫防御功能下降,引发重大肺部疾病。

很多肺部疾病比较隐匿,在发病早期症状不明显,和普通的感冒症状比较类似,很容易被当成普通感冒,从而耽误了最佳治疗时间。所以,在日常生活中,一方面要提高对于重大肺部疾病的防范意识,如果出现某些症状一直持续的情况,就要高度重视,及早就医检查;另一方面,要及早树立对肺部进行保养的意识。对于中老年人来说,无论有没有肺部疾病,都要定期体检,以及早发现异常情况。

1

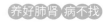

第1节 肺的基本概念

肺是人体呼吸系统的重要组成部分,是重要的呼吸器官。肺位于胸腔内,左右各一个,即左肺和右肺。

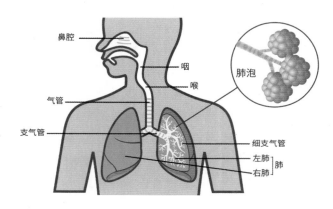

鼻腔
咽
喉
气管
支气管
肺泡
细支气管
左肺
右肺 }肺

图 1-1 肺是呼吸系统中最重要的器官

肺主要由反复分支的支气管及其最小分支末端膨大形成的肺泡共同构成。正常的肺组织像海绵,质地柔软,富有弹性,里面充满空气,这主要得益于肺泡。

肺泡是肺的功能单位,是半球形的小囊,壁非常薄,像一个个小气球,是人体与外界不断地进行气体交换的主要部位。肺泡把吸进人体的氧气输送到毛细血管,通过血液循环输送到全身各个器官组织,然后各器官组织将产生的代谢产物如二氧化碳,通过血液循环运送到肺泡,经呼吸道排出体外。

此外,肺泡内有少量的液体,即表面活性物质,由肺泡内壁的某些细胞分泌,作用非常关键,它们使肺泡保持膨胀状态,即使在呼气的时候也不至于塌陷,从而保证肺部正常的呼吸功能。相邻两肺泡间的组织为肺泡隔,内有丰富的毛细血管及弹性纤维、网状纤维。弹性纤维包绕肺泡,使肺泡弹性良好。患慢性支气管炎或支气管哮喘时,肺泡长期处于过度膨胀状态,会使肺泡的弹性纤维失去弹性并遭破坏,形成肺气肿,影响呼吸机能。

第 2 节　肺的主要功能

肺是人体中非常重要的器官,《黄帝内经》记载:"肺者,相傅之官,治节出焉。"意思是说人体中的肺就相当于"一个朝廷中的宰相"。之所以说肺是"一人之下,万人之上"的"宰相",就是因为肺在调节气血方面有"主气、主宣发与肃降、朝百脉"三大功能,对人体至关重要。

1. 肺主气、维持人体生命活动

气是人体赖以维持生命活动的重要物质。《素问·五脏生成篇》说:"诸气者,皆属于肺。"意思是指整个人体上下表里之气都为肺所主。肺主气,包括主呼吸之气和主一身之气两个方面。

(1) 肺主呼吸之气。肺具有主管呼吸运动和自身气体交换的功能。当功能正常时,人体呼吸均匀,气道通畅,气体进出平衡,其他脏器才能得以滋养,生理功能才能正常。当肺功能出现异常或有病理改变时,就会出现病邪犯肺,影响其呼吸功能,人就会出现胸闷、咳嗽、气促、呼吸不畅等问题。

(2) 肺主一身之气。主要体现在以下两个方面:

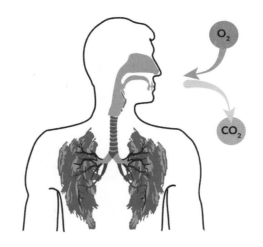

图 1-2　肺气足、呼吸顺畅

首先，人体之气的生成有赖于肺吸入的清气。肺吸入的清气既是维持机体生命活动必不可少的条件，又是人体之气的重要组成部分。尤其是"宗气"的生成，更直接与肺吸入的清气密切相关，"宗气"形成于肺而聚于胸，具有贯通心脉从而促使气血通达全身的作用。

其次，肺对全身气机具有调节作用。肺的呼吸运动是气升降出入运动的一种表现形式，肺有规律的一呼一吸才能维持和调节全身之气的运行。因此，肺功能异常必然会导致机体气机运行不畅。（气的运动称作气机。人体之气是不断运动着的活力很强的极细微物质，它流行全身，内至五脏六腑，外达筋骨皮毛，发挥其生理功能，推动和激发人体的各种生理活动。）

肺主气的功能正常，则气道通畅，呼吸均匀和调，清气吸入充足，有助于一身之气在体内的运行，从而促使精、血、津液通过气的运动濡养全身。若肺气不足，会引起呼吸功能减弱，出现咳喘无力、胸闷、自汗、畏风、易感冒等问题。

2. 肺主宣发与肃降、促进人体新陈代谢

宣发即为宣通、布散之意,肃降是清肃、洁净和下降的意思。

(1) 肺主宣发。肺具有向上升宣和向外布散的生理功能,这种功能体现在以下三个方面:一是通过肺的气化使浊气不断排出体外;二是使气血、津液输遍全身,以滋养各个脏腑器官;三是宣发卫气,调理毛孔开合,将代谢后的津液以汗液的形式排出体外。假如肺失宣散,就会出现无汗、咳嗽、咳痰、胸闷、气喘、呼吸困难、鼻塞、打喷嚏等症状。

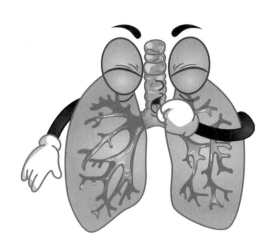

图 1-3　肺的宣发与肃降
功能下降，人体就会生病

(2) 肺主肃降。肺气具有清肃下降和使呼吸道保持洁净的作用,其生理功能有以下三点:一是吸入自然界清气;二是将吸入的清气、脾输送到肺的津液和水谷精微向下布散;三是肃清肺和呼吸道内异物,保持呼吸道洁净。假如肺的肃降功能失常,就会出现呼吸短促、胸闷、气短、咳嗽、咳痰、咯血等症状。

3. 肺朝百脉、调理全身气血

与其说肺朝百脉, 倒不如说是百脉朝肺, 意思是全身的血液都要经过经脉汇集于肺, 通过肺的呼吸运动进行气体交换, 然后再输布至全身。

《黄帝内经》记载:"肺者, 相傅之官, 治节出焉。"意思是"肺主治节", 即治理调节, 这句话概括了肺的主要生理功能以及辅助心脏对全身进行调节的作用。虽然在生理功能上心主血、肺主气, 但心脏搏出的血液能够正常运行, 还需要肺气的推动和调节。如果肺气虚弱, 则宗气不足, 就不能帮助心脏推动血液运行, 会严重影响心主血脉的功能, 临床上病人往往会出现胸闷、气短、心悸、唇舌青紫等症状。可见, 肺在人体生理功能中"宰相"的地位和作用是不可忽视的, 养好肺是保护心脏的重要前提。

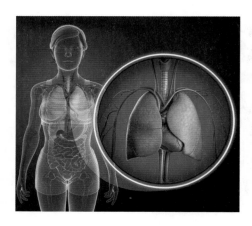

图 1-4　肺朝百脉, 全身经络血脉相通

第3节　肺和其他脏器的关系

肺就像雨伞一样, 给全身脏器挡风遮雨。肺不好, 身体其他脏器也会被连累, 可能诱发一系列健康问题。

1. 肺和心

中医认为：心主血、肺主气，又说"气为血之帅，血为气之母"，肺和心的关系，实际上就是指气和血相互依存、相互作用的关系。气推动血液运行，气虚则血液容易瘀阻；血又能生气，气依附着血液，通过血脉布达全身。当人肺气不足时，会影响身体的血液循环，导致心血瘀阻，常表现为胸闷、心悸、嘴唇发紫，时间一久就会伤及心脏。同样，心血亏耗日久，也会导致肺气亏虚，出现咳嗽、气喘等问题。

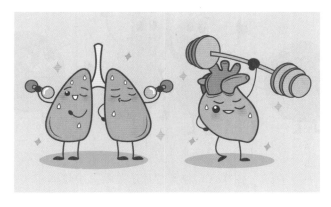

图 1-5　加强心肺锻炼、全身气血通调

2. 肺和脾

从五行的关系来讲，脾为土，肺为金，土生金。也就是说，肺的"母亲"是脾。中医认为，脾（土）消化食物，吸收营养后为肺（金）提供能量。脾胃失调，会导致肺虚，比如脾胃不好，不科学饮食，或者摄取的营养物质身体吸收不好，就容易导致肺虚，免疫力下降，易感冒。同时肺气亏虚也会导致脾气不足，出现食欲减退或消化不良的问题。比如经常感冒的人，肺气不足，体质不好，就会变得食欲下降、胃口不好。

3. 肺和肾

中医五行学说认为，肺属金，肾属水，金能生水，也就是说肺是肾的"母亲"，肾是肺的"孩子"。肺好有益于肾的健康，肺不好会连累到肾，"母"病及"子"就是这个道理。所以要想养好肾，更要注意肺的保养，这也是预防肾虚的一个前提。反过来讲肺的健康，也离不开肾的正常运转，因为"子"强则"母"强，"子"病也会连累"母亲"。

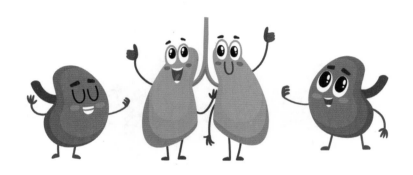

图 1-6　肺肾"母子关系"密切

4. 肺和肝

中医认为，肝藏血，主疏泄，调节全身气血；肺主气，司呼吸，调节一身之气。肝和肺的关系，简单而言，肺主气，有气力才能推动肝血的运行；肝气疏泄，有利于肺气的肃降。若肝气太过，肝郁化火，会耗伤肺气，继而出现咳嗽、胸痛、急躁易怒，甚至咯血等肝火犯肺

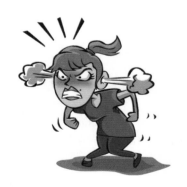

图 1-7　肝火犯肺

的病症；若肺失清降，也可伤及肝阴，就会出现头痛、易怒等问题。

5. 肺和大肠

在疾病预防与治疗中，医生常用通大肠、治便秘的中药来降肺气、治咳嗽，这就是利用了一个重要的中医理论，即"肺与大肠相表里"。肺与大肠通过经络相互络属，构成表里关系，肺气的肃降有助于大肠正常发挥其传导功能。在病理上，肺失清肃，津液不能下达，大肠失润，大便就会干结、发硬。如果肺气虚弱，推动无力，大肠传导无力，就会出现排便困难的问题。

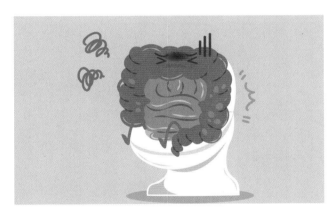

图 1-8　便秘伤肺、通便护肺

便秘的病人，如果便秘的症状长时间得不到缓解，就需要宣发肺气帮助通便，比如采用最简单的调理方法——运动疗法。运动过程中呼吸加快，代谢增加，有利于大便通畅。反之，一个人如果有咳喘、肺气肿、肺源性心脏病等问题，往往也伴有便秘的症状，所以治疗时也要考虑通便，大便通畅也有助于肺功能的恢复。

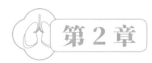

第 2 章

肺虚的主要表现及调理方法

很多身体上的"小毛病"都和肺有关，但是当很多症状表现出来时，很多人依旧会选择"头痛医头、脚痛医脚"的办法。如果在治疗的过程中注重内脏和全身性的调理，做到"正气内存，邪不可干"，那么人体就会处于健康的状态。比如肺气可以推动全身气血津液的运行，为人体提供热量，具有帮助人体抵抗外邪的作用。平时在食疗或者运动方面注意补益肺气，则会避免很多影响健康的小问题。比如肺喜湿润，秋燥伤肺，肺燥失润，津液亏损，就会出现肺阴虚的问题，常表现为干咳痰黏、潮热盗汗等，所以日常生活中要注重养肺润肺。

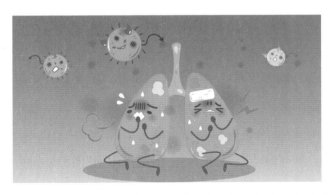

图 2-1 很多小毛病（感冒、咳嗽、盗汗等）都和肺虚有关

第1节 感冒 鼻炎

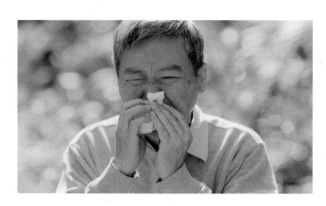

图 2-2　肺气虚的人易感冒

1. 肺虚和感冒、鼻炎

肺气虚是肺虚的一种常见类型。肺气虚的人,身体受到外邪侵袭就会经常感冒。尤其是换季的时候,肺气虚的人比正常人患感冒的概率高,而且症状严重,持续时间长,一般人需要一周即可痊愈,但肺虚的人往往需要一个月甚至更长的时间。

除了感冒,鼻炎也是肺气虚的人易患的一种疾病,其中以过敏性鼻炎和慢性鼻炎最为常见。中医理论认为肺开窍于鼻。意思是说,鼻子是肺的"外应",鼻的通气和嗅觉功能与肺密切相关,依赖于肺气的作用。生理上,肺布散水谷精微,对鼻有滋养作用,而鼻助肺呼吸,对肺亦有保护作用。肺气失宣可导致鼻窍不利,临床可见鼻塞、流涕、喷嚏、嗅觉失灵等。反之,外邪可通过口鼻入侵人体,导致肺气不利而见咳嗽、气喘等症。另外,喉也是呼吸道的一部分,内连于肺。喉主通气与发声,但均依赖于肺气的作用,故称之为"肺之门户"。所以很多人感冒鼻炎发作的时候,鼻子和咽喉都会不舒服。

2. 艾灸调理

艾灸补气助阳,温益脾肾,能使人体元气充足、精力旺盛,还能够达到调和阴阳、健脾和胃、固本培元、补中益气的效果。用温和灸法灸大椎穴 20 分钟,隔 6 小时后按同样方法再次施灸,正患感冒鼻炎的人群按照这个方法来做有助于缓解症状,恢复健康。如果是为了预防感冒、鼻炎,增强人体抗病能力,可以找准风门穴、肺俞穴、足三里穴这 3 个穴位,分别用温和灸法灸 10~15 分钟,每日 1 次,连续 7 次。温和灸是将艾条燃着的一端与施灸部位的皮肤保持 1-2 厘米的距离,使患者能感受到温热而无灼痛感。

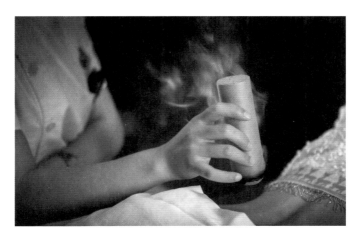

图 2-3 艾条燃着的一端要和皮肤保持 1-2 厘米的距离

第2节 咳嗽

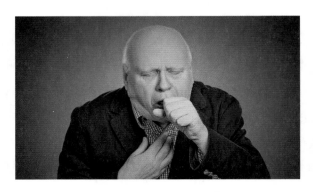

图 2-4　肺虚者易咳嗽

1. 肺虚和咳嗽

咳嗽是呼吸系统疾病的主要症状,是人体清除呼吸道内分泌物或异物的保护性呼吸反射动作。中医理论认为,肺气虚,肺就容易受风寒、风热、风燥这些外邪侵袭,引起咳嗽。此外,痰湿阻肺、痰热郁肺、肝火犯肺、肺阴亏耗都会导致咳嗽。

根据咳嗽发生的时间可以判断咳嗽的不同类型。突发性咳嗽是指吸入刺激性气体而引发的咳嗽,常见于急性咽炎、气管炎、百日咳、咳嗽变异性哮喘等。长期慢性咳嗽是指病程超过 8 周的咳嗽,最典型的症状是清晨或者夜间翻身时,咳嗽加剧,且伴有咳痰,常见于慢性支气管炎、支气管扩张、肺脓肿等。

咳嗽会损伤肺气,病程长,肺气亏损太多,咳嗽就会反反复复甚至加剧。长期咳嗽或者剧烈咳嗽会严重影响工作和生活,甚至会导致呼吸道出血,所以久咳不愈的人,要及时医治和调理。

2. 防治咳嗽的 2 种方法

日常生活中, 有两种简易的方法可以防治或缓解咳嗽。

方法一: 咳嗽的病人要经常按摩这 4 个穴位——肺俞穴、心俞穴、膈俞穴、膻中穴, 可以很好地缓解咳嗽。肺俞穴位于人体背部, 第 3 胸椎棘突下, 左右旁开二指宽处 (约 2 厘米), 取穴定位时, 患者一般采用正坐或俯卧姿势; 心俞穴位于人体背部, 第 5 胸椎棘突下, 左右旁开二指宽处 (约 2 厘米), 取穴时患者一般可以采用正坐或俯卧姿势; 膈俞穴位于背部第 7 胸椎棘突下, 正中线旁开二指宽处 (约 2 厘米) ; 膻中穴位于人体胸口, 人体前正中线与两乳头连线的交点上。

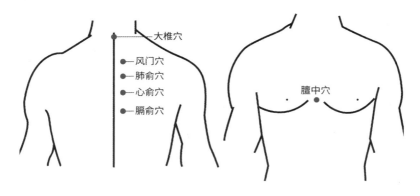

图 2-5　防治咳嗽的穴位

方法二: 充分用好夏季三伏贴, 可以辅助治疗冬季易发的寒性喘咳。从小暑到立秋的这段时间, 前后分为三伏, 又称"伏夏"。这段时间是全年气温最高、阳气最盛的时候, 在此期间进行适当的滋补调理, 可以预防冬季咳嗽复发, 或者减轻复发时的症状, 这就是"冬病夏治", 很多其他慢性肺病也适用于这个方法。夏季使用三伏贴一定要在专业医师指导下使用。

第3节 痰多

1. 肺虚和痰多

痰是呼吸道内的病理性分泌物。寒湿浸渍、饮食不节、劳欲所伤、阳虚、肥胖湿盛，或年老多病等，都会导致人体的肺、脾、肾气化功能失调，水液无法正常运化和输布，停积而成为痰。咳出的是黄痰，说明肺热或有化脓性炎症；咳出的是清痰，说明肺寒；痰多，说明湿气重、水气重；经常咳嗽、痰量较多，伴有气喘气促，可能是支气管炎、肺炎或者哮喘引发；痰少质黏，说明肺燥阴虚，咽炎、慢性支气管炎会有这些症状；痰中带血，是肺结核、支气管扩张、肺癌的常见症状；痰液黏稠，是肺气肿的常见症状，且经常伴有胸闷气喘、难以呼吸的问题。

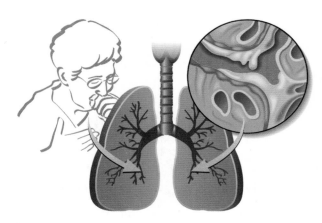

图 2-6 痰潴留会阻塞支气管，导致呼吸困难

当病人呼吸道内的分泌物无法被清除时，便会出现痰潴留。痰潴留对人体是有害的，不仅会加速呼吸道内的微生物生长繁殖，还可能会引

起继发感染。此外, 当黏稠度高的痰阻塞支气管, 尤其是较大支气管时, 患者的通气和换气机能发生障碍, 会出现缺氧和呼吸困难, 使病情加重。因此, 排痰或吸痰对于呼吸系统疾病的治疗非常重要, 尤其是一些肺病重症人群, 更要注意。

2. 促进排痰的护理措施

（1）湿润排痰。保持室内空气清新和一定的湿润度, 定时开窗通风换气, 有利于保持患者呼吸道黏膜的湿润状态和黏膜表面纤毛的摆动, 帮助痰液排出。此外, 家里可以安装空气加湿器, 尤其是冬季, 要保证室内空气的湿度。

（2）拍背排痰。将手掌微曲成弓形, 五指并拢, 形成空心状, 以手腕为支点, 借助上臂力量有节奏地扣拍患者胸背部, 注意力量不宜过大, 以患者没有疼痛感为宜。每个部位宜固定扣拍 30 秒左右, 再扣拍下一个部位, 移动顺序为由外向里, 由下向上, 每侧肺至少拍 3~5 分钟, 每日拍 2~3 次。拍背可促使痰液松动, 使痰容易排出, 但是注意不要在饭后一小时内拍背, 避免引起食物反流。

（3）其他。痰多的人群, 平时一定要多喝水, 必要的时候要使用化痰药、雾化吸入治疗或选择抗生素。日常一定要注意气候变化, 防止感冒;饮食要清淡, 避免摄入刺激性食物, 如过食大鱼大肉、辛辣荤腥等;务必要控制烟酒;控制生冷瓜果的摄入量。

第4节 气喘

1. 肺虚和气喘

气喘患者呼吸急促, 呼吸的频率和节奏较快, 严重者甚至张口抬肩、鼻翼翕动、不能平卧。在呼吸系统疾病中, 许多疾病都可能出现气喘, 比如气管、支气管的阻塞、水肿、肿瘤, 肺炎、肺结核、肺水肿, 以及胸壁、胸廓、胸膜的炎症等。中医认为: 肺气虚、肾气虚、久咳或肺病日久引起的肺肾两虚, 都会有气喘的表现。出现气喘, 特别是出现严重的呼吸困难时, 应尽早就医, 不可不遵医嘱随便用药, 更不可拖延病情。

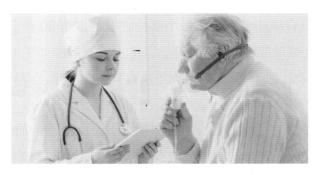

图 2-7　严重气喘应尽早就医

2. 做好预防 避免急性发作

（1）减少剧烈运动。剧烈运动会导致换气过度, 使呼吸道热量丢失过多, 呼吸道内环境变冷可引起气管收缩或痉挛, 继而出现气促、喘息等, 严重时可能出现窒息。

（2）远离过敏原。花粉、尘螨、动物毛屑等都容易引起气管、支气管收缩, 诱发气促, 所以特殊人群或者近期有呼吸疾病的人群, 应该适当减少户外运动。

（3）慎用引起气促的药物。一些常见的感冒药和治疗心血管系统疾病的药物容易引起气促或喘息, 如阿司匹林、心得安等。因此, 气促患者应慎用这些药物, 切记不可自行服药, 要严格遵循医嘱用药。

（4）多喝绿茶, 气平促止。茶叶中, 尤其是绿茶含有茶多酚, 具有抑制过敏物质释放、缓解支气管痉挛的作用, 可预防气喘的发生, 减轻气喘的程度。

第 5 节　胸闷

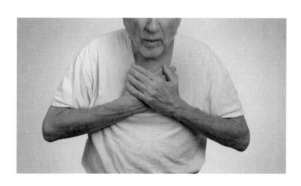

图 2-8　肺气虚者易胸闷

1. 肺虚和胸闷

胸闷常表现为呼吸费力或自觉"气不够用"、胸部痞塞满闷。胸闷多与心、肺等脏器气机不畅有关, 寒热虚实等多种因素都会引发胸闷等

19

症状。此外,过度的悲伤可损伤肺气,导致肺气的宣降运动失调而出现呼吸气短、胸闷等肺气不足的症状。

生活中引起胸闷的原因很多,以下几种不同的疾病对应的胸闷症状一定要辨别清楚,以免遇到疾病时过度恐慌。

(1)胸腔积液。胸腔积液多因患心肺疾病而长期大量输液造成,患者可出现胸闷痛、气喘、咳大量泡沫痰、两肺有湿罗音等症状。

(2)哮喘。哮喘多表现为突然出现胸部紧闷、呼吸困难,不能平卧。这类胸闷往往还伴随其他的临床症状。

(3)慢性阻塞性肺疾病。慢性阻塞性肺疾病患者多伴有长期的咳喘病史,自觉胸中胀闷、咳嗽咳痰、气短气喘、动则尤甚,尤其是烟龄较长的男性症状更加明显。

(4)肺部衰竭。患者多有严重的肺病,或因吸入邪毒,出现胸闷、喘息抬肩、唇紫、肢冷、咳喘气逆等。

(5)尘肺。尘肺多为长期粉尘接触所致,患者可出现胸闷、咳嗽、气喘、胸痛、咯血等症状。

2. 缓解胸闷的 3 个方法

(1)早检查,早发现。因为很多重大疾病都会导致胸闷,所以对于持续时间长的胸闷务必引起重视,以免延误治疗。患者应该尽早到医院进行胸部透视、心电图、超声心动图、血液生化等检查以及肺功能测定,以便临床医师进一步确诊。

(2)多晒太阳。在风和日暖的天气,要外出晒太阳、散步,做一些力所能及的体育活动,最好每天能坚持 30 分钟的呼吸锻炼和深呼吸运动,这样既可提升支气管的通气功能,又可增强肺泡的弹性和血液供给。

（3）常按内关穴。将右手三个手指并拢, 把三个手指中的无名指放在左手腕横纹上, 这时右手食指和左手手腕交叉点的中点就是内关穴。内关穴是心肺的保健要穴, 平时如果感到心慌胸闷, 可以试着按摩内关穴, 能够宁心安神, 理气止痛, 缓解胸闷。

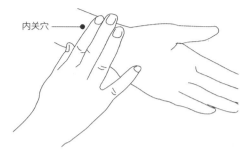

图 2-9　内关穴

第 6 节　胸痛

1. 肺虚和胸痛

胸位于人体上部, 内藏心肺, 故胸痛常与心肺病变有关。常见的病因有痰瘀阻滞心脉、痰热壅塞肺气、情志郁结导致胸中气机不利等。肺系病变所致的胸痛有其共同的特点, 即胸壁局部压痛, 多伴有咳嗽或咳痰, 咳嗽和深呼吸会使疼痛加重, 且多有影像学的改变。除此之外, 各种化学、物理及刺激因素也会导致胸部神经受到刺激, 继而引起胸痛。如果出现原因不明的胸痛或疼痛剧烈时应尽早就医, 千万不能随便乱用药物或随便接受推拿按摩等治疗, 以免掩盖病情, 延误治疗。

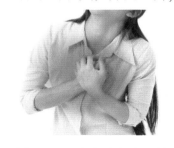

图 2-10　胸痛时应及早就医

2. 预防胸痛的两种方法

（1）不要熬夜。春夏秋冬、日夜星辰交替运转，是自然界的运行规律。人体应该顺应自然界的运行规律，尤其是昼夜规律，才能使自身远离疾病。夜间阴气运行，人体应该处于休养状态，为白天的阳气运行做准备。熬夜会打破这一自然规律，对机体的影响非常大。经常熬夜可致五脏阴阳失调，造成免疫力下降，损伤心肺功能，出现胸痛、胸闷及各种问题。所以，保证有规律的作息和充足的睡眠，是防止上述各问题出现的基础。

（2）多吃绿色蔬菜，及时补充维生素。饮食上长期肥甘厚味，不仅会加重消化系统等人体脏器的负担，还会影响机体对其他营养物质的吸收。多进食深绿色蔬菜可以减少肺病的发生，比如维生素 A 可以维持正常的代谢，加速组织的修护；维生素 C 可以增强肺部的免疫功能。

附：4 种小方法 自测是否肺虚

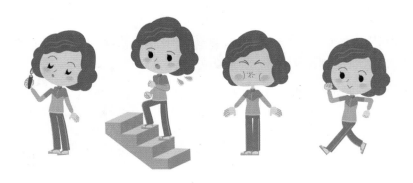

图 2-11　自测肺虚的小方法

1. 吹火柴法

点燃一根火柴用力去吹。如果火柴距离嘴 15 厘米远却吹不灭,说明测试者肺虚;如果火柴距离嘴 5 厘米还吹不灭,说明测试者有严重的肺虚,建议去医院进行仔细检查。

2. 爬楼梯法

用正常的速度一口气登上三楼,不感到明显气急胸闷,说明测试者肺气充足,肺功能良好。

3. 憋气法

深吸气后憋气,能憋气达 30 秒表示测试者肺功能良好,能憋气达 20 秒以上说明测试者肺功能也不错,如果达不到 20 秒,说明测试者肺虚,肺功能出现问题。

4. 小运动量试验

原地跑步,让脉搏增快到每分钟约 120 次,停止活动后,如能在 5 分钟内恢复正常,说明测试者肺功能正常。

第 3 章
中老年人常见肺病及调治

肺病多发于中老年人,严重危害患者的身体健康,影响患者的日常生活。所以,大家要高度重视,尤其是中老年人,提前做好肺病的预防极其重要。但在现实生活中,中老年人关注度最高的是心脑血管疾病和肿瘤,往往忽视了肺部疾病。心脑血管疾病、慢性病、肿瘤也可能诱发肺部感染,是中老年人的一大"杀手",特别是 50 岁以上的中老年人属于高危人群,死亡率很高。

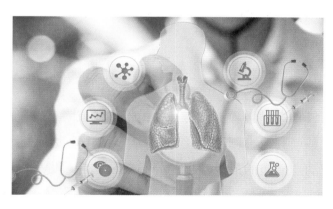

图 3-1 肺病要早发现、早治疗

第 1 节 慢性支气管炎

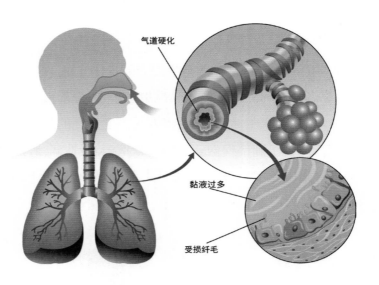

气道硬化

黏液过多

受损纤毛

图 3-2 支气管长期病变、变窄、堵塞,影响正常呼吸

慢性支气管炎,简称慢支,是一种由于感染或者非感染因素引起的气管、支气管黏膜及其周围组织的慢性非特异性炎症,是一种严重影响患者劳动与健康的最为常见的呼吸系统疾病。慢性支气管炎主要表现为持续 2 年以上,每年持续 3 个月以上的咳嗽、咳痰、气喘等症状,发病早期症状轻微,多在冬季发作,春暖后缓解,后期炎症加重时症状可常年存在,不分季节。如果不加以重视,病情得不到控制,会并发很多疾病,比如阻塞性肺气肿、肺心病、哮喘、支气管扩张等。

1. 慢支的 4 种临床表现

（1）咳嗽、咳痰。发病早期，咳嗽多发生在清晨起床时，伴有少量黏痰。随着病情发展，会出现全天咳嗽咳痰的情况。痰量不多，呈白色黏液或透明泡沫状，但是当合并细菌感染或者并发支气管扩张时，痰量增多，且多为浓痰。

（2）呼吸困难。出现此种症状的患者，可能已经有数年的慢性咳嗽、咳痰病史。慢性支气管炎急性发作时，患者呼吸困难的症状随之加重，并伴有喘息、哮鸣音，日常生活也会受到影响。

（3）咯血。咯血量一般较少，常为痰中带血，合并支气管扩张时则有较大量的咯血。

（4）反复呼吸道急性感染。慢性支气管炎患者体质差，抗病能力低，容易出现反复的呼吸道感染症状，除了咳嗽、咳痰、呼吸困难加重外，还会有畏寒、发热、乏力等症状。老年患者可能还会出现呼吸功能恶化，呼吸衰竭等症状。

2. 慢支病人的 3 大调理要点

（1）三伏贴，冬病夏治。前文提到，三伏天人体气血旺盛，腠理开泄，此时贴敷，药力更易直达脏腑，起到激发正气、减少冬季疾病发作的作用。夏天敷三伏贴可提高免疫力，是中医提倡的"治未病"疗法之一，符合预防医学的思想。三伏贴一定要在专业医师的指导下使用。

（2）拔罐疗法，日常坚持。取定喘、肺俞、膈俞、脾俞、肾俞等穴位，在脊柱及足太阳膀胱经依次走罐 2~3 遍，然后在大椎、定喘、肺俞、膈俞、脾俞、肾俞留罐 10 分钟，能够起到很好的预防和保健作用。此种方法一定要在专业医师的指导下进行。

(3) 避免诱因。第一,戒烟,这是预防慢性支气管炎的关键。吸烟会损害支气管上皮细胞,造成人体抵抗力下降,因而易感染。第二,远离空气污染的地方。污染的空气尤其是刺激性的烟雾或粉尘,会诱发或加重慢性支气管炎。第三,避免接触过敏原。已知的过敏原要避免再次接触;对冷空气过敏者,在冬季应注意防寒,外出要戴口罩,注意增减衣服,注意胸部、颈部的保暖;居室应保持空气清新,注意通风;不在刚装修完的房内居住,不养宠物,不铺地毯。

第 2 节 哮喘

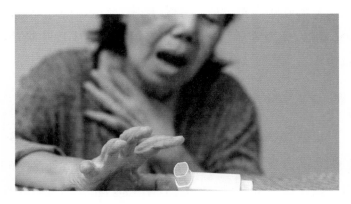

图 3-3 哮喘发作时要及时进行药物治疗

哮喘,是一种以气道出现慢性炎症反应为主要特征的疾病。临床表现为反复发作的喘息、气急、胸闷或咳嗽等症状,常在夜间及凌晨发作或加重,多数患者可自行缓解或经治疗缓解。剧烈运动、服用某些药物、过敏等都可能会导致哮喘。

1. 4 种不同程度的哮喘

轻度哮喘:步行或上楼时可感气短、焦虑、呼吸频率轻度增加,可听到哮鸣音。

中度哮喘:稍微活动即感气短,讲话常有中断,时有焦虑,呼吸频率增加,吸气时胸骨上窝、锁骨上窝、肋间隙出现明显凹陷,可听到响亮、弥漫的哮鸣音,心率加快。

重度哮喘:休息时感到气短,只能单字表达,常伴焦虑和烦躁,多汗,呼吸频率加快,吸气时胸骨上窝、锁骨上窝、肋间隙出现明显凹陷,可听到响亮、弥漫的哮鸣音,心率异常加快。

危重哮喘:患者不能讲话,嗜睡或意识模糊,哮鸣音减弱甚至消失,脉率较慢或不规则。

2. 预防大于治疗、注重日常保养

无论中医还是西医,哮喘的治疗均以预防发作为主、控制发作为辅。西医治疗哮喘主要以服用抗过敏药物、气管扩张剂及糖皮质激素为主,配合体育锻炼增强体质,并避免与过敏物质接触。中医学认为,哮喘应以补益肺、脾、肾为基本原则,补肺固卫,健脾化痰,补肾纳气,在这个基础上辅以化痰、宣肺、平喘之法治疗。

哮喘患者在日常生活中要注重保健治疗,多按摩一些有助于养肺的穴位。第一,按摩大椎穴,在家人的帮助下用大鱼际在患者背部督脉的大椎穴上反复摩擦约 3 分钟,至皮肤稍红,有发热感。第二,按摩肺俞穴,双手拇指同时按揉肺俞穴约 2 分钟,至有酸胀感。第三,按摩定喘穴,双手拇指同时按揉定喘穴约 2 分钟。第四,按摩风池穴,双手拇指同时按揉风池穴约 3 分钟。第五,按摩曲泽穴,拇指或中指点按曲泽穴约 2 分钟。

第3节 肺气肿

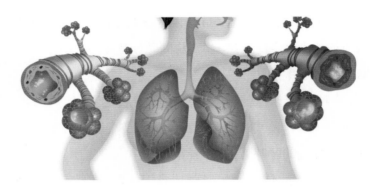

图 3-4　气道阻塞,细支气管、肺泡过度膨胀,肺受到了不可逆的损害

肺气肿是指肺部细支气管远端(包括细支气管、肺泡)的持久性扩大、过度膨胀,是一种慢性疾病。慢阻肺,全称慢性阻塞性肺气肿,是肺气肿当中最主要也是最常见的一种。慢阻肺是由慢性支气管炎引起的,会出现不同程度的气道阻塞,细支气管、肺泡等过度膨胀,并伴有气道壁的破坏。肺气肿属于慢性病变,病程长,一旦患病,肺组织的破坏是不可逆的,难以修复,严重影响患者的健康和劳动能力,更有严重者只能靠吸氧艰难度日。这种病最开始时的症状不明显,不易被发现,很容易耽误治疗时机。

1. 肺气肿的 3 大典型表现

(1)咳嗽、咳痰。以慢性支气管炎为起因的肺气肿患者,往往有多年的咳嗽咳痰史,吸烟者多在晨起咳嗽,咳黏液痰,如并发呼吸道感染,则痰呈黏液脓性。咳嗽、咳痰症状多在冬季加重,春季气候变暖时逐渐减轻。病情比较严重的患者可能常年咳嗽咳痰,很少间断。

（2）气急。早期表现是在活动时,比如快步行走、上楼的时候明显感觉气短、气喘,后期稍微走动就会出现严重的气喘、气急。如果在说话、洗脸、穿衣服甚至休息的时候,就有气急的症状,说明肺气肿已经相当严重。

（3）桶状胸。这是肺气肿最明显的一个特征,患者的胸廓前后径增长,接近左右横径,从外观看,呈圆桶的形状,胀满如桶,医学上称其为"桶状胸"。有慢性支气管炎、哮喘病史的患者,如果发现自己的上腹胀满、咳嗽气短,务必要提高警惕,及早就医。

2. 肺气肿自我调治方法

（1）家庭氧疗。家中应备有压缩氧气或氧气袋,也可到附近医院租用氧气瓶,定期进行吸氧治疗。气急明显时可延长吸氧时间,在运动或活动时也可先吸氧,后锻炼,提高运动耐力。用氧最好是小剂量、低流量。氧气用到压力表显示剩 5L 时应停止使用。家庭用氧需注意安全,氧气瓶要远离火种,不要放在厨房,不要在氧气瓶周围吸烟,不要震动氧气瓶,防止其发生爆炸。

（2）走路锻炼。慢性肺病康复的首要任务是改善呼吸功能。走路锻炼可以提高人体免疫力,促进肺的吐故纳新,增强肺清除呼吸道内分泌物的能力,减少呼吸道感染的概率,对老年肺气肿患者有良好的辅助治疗作用。

（3）加强防范意识,积极预防和控制支气管感染。肺气肿患者如果出现咳嗽、咳痰,要立即就医,使用抗生素控制感染。否则,可能导致肺气肿病情加重,出现呼吸困难、缺氧等症状,此外肺泡可能膨胀形成肺大泡,一旦剧烈咳嗽引起肺大泡破裂,可能会危及生命。

第4节 肺心病

肺心病是肺源性心脏病的简称,是指由于支气管、肺、胸廓或者肺动脉的慢性病变导致肺血管阻力增加,引起肺动脉高压,进而引起右心室肥厚、扩大,伴或不伴右心功能衰竭的心脏病。肺心病是一种病程进展缓慢的疾病,除了原有的肺、胸部疾病的症状外,患者会逐步出现肺、心衰竭以及其他器官受累的情况。患者发病年龄多在40岁以上,既往多有慢性支气管炎、肺气肿等病史,在疾病的后期容易出现呼吸衰竭以及心力衰竭,死亡率高。肺心病在我国属于常见病,尤其是在寒冷的北方以及潮湿的西南地区,发病率比较高。

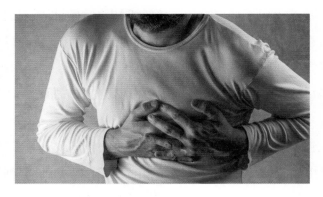

图 3-5 心痛缺氧很可能会导致休克

1. 具体临床表现

肺心病前期有三大临床表现:第一,慢性咳嗽、咳痰或者哮喘;第二,乏力、呼吸困难;第三,心前区疼痛、发绀(缺氧,主要是嘴唇、指甲出现青紫色)、桶状胸(胸廓前后径增长,呈圆桶状)。

肺心病病情进一步发展,就会出现呼吸衰竭和心力衰竭。呼吸衰竭早期表现为明显的发绀、气急、胸闷、烦躁等,当缺氧和二氧化碳潴留进一步加重,患者就会出现肺性脑病(缺氧),比如头痛、烦躁不安、恶心呕吐,甚至中枢神经系统功能紊乱,比如语言障碍、出现幻觉、精神错乱、双手扑翼样震颤,甚至昏迷。患者出现心力衰竭,心悸、发绀进一步加重,心率增快,呼吸困难,甚至端坐呼吸,还会出现腹水、双下肢水肿,重则周身浮肿、少尿或者无尿、肝脏肿大和疼痛等症状。

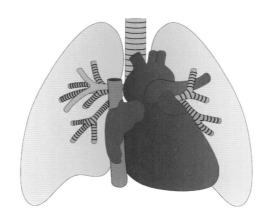

图 3-6　肺心病的根源在肺

2. 简单调治方法

(1)饮食调理。肺心病患者,每顿饭不宜吃得过饱,六七分饱最适宜。患者应适当多饮水,有助于排痰。多选择中性食物,少选偏寒凉的食物,或在偏寒凉的食物中加些生姜、胡椒等热性辅料,在蔬菜中加些羊肉、牛肉、狗肉等温性食物。某些食物易引起过敏,如虾、蟹等,建议有节制性食用。患严重肺心病或因急性感染使病情加重时,饮食应当清淡、易消化、低脂、低盐,伴浮肿时应限制水的摄入。

（2）补充优质蛋白和维生素。建议多吃高热量、高蛋白、富含维生素的食物，以提高机体免疫功能。多吃优质蛋白质食物，比如各种鱼、禽、瘦肉、蛋、奶及豆类食品，保证每日足够的蛋白质摄入，还应尽可能做到每餐荤素搭配。新鲜蔬菜及水果不可少，特别是绿色叶菜，含丰富的维生素及无机盐，对提高细胞免疫力有重要作用。

（3）冬病夏治。肺心病，根源在肺，治疗的根本在于增强肺功能。"三伏天"是全年气温最高、阳气最盛的时候，在此期间，肺心病患者通过对肺进行适当的滋补调理，能够起到扶正固本的作用，以预防冬季旧病复发，或者减轻症状。

（4）家庭氧疗。肺心病患者合理使用氧疗可以改善肺功能，减轻呼吸困难，增强活动耐力，提高生活质量。目前，家庭氧疗的氧源通常以压缩氧气瓶为主，采用鼻塞给氧法。

第 5 节 支气管扩张

支气管扩张是指支气管及其周围肺组织的慢性炎症损伤管壁，以致支气管扩张及变形的一种疾病。支气管扩张是一种常见的呼吸道慢性化脓性疾病，致病因素主要为支气管及肺脏的感染和支气管阻塞。麻疹、百日咳、流行性感冒等都可诱发支气管扩张。

1. 具体临床表现

（1）慢性咳嗽、咳痰。支气管扩张患者咳大量脓痰，痰量在体位改变时会有变化，比如在起床或就寝后最多，痰液呈黄绿色脓样，合并有厌氧菌感染时则有臭味。继发感染时患者有发热、乏力、食欲不振、盗汗等全身症状。特别要注意,出现痰量增多或颜色改变,剧烈咳嗽并伴有胸痛、呼吸困难时,应及时前往医院进行治疗。

(2)反复咯血。一些支气管扩张患者以反复大量咯血为主要症状。如果是长期炎症破坏支气管黏膜,导致血管破裂,就会引起大量咯血,需要紧急送往医院救治。

2. 简单调治方法

(1)主动咳痰。支气管扩张患者虽然痰多不易咳出,但应主动在呼气时用力咳嗽,并重复数次以利排痰,坚持排痰病情可得缓解。主动咳痰的方法是先做深呼吸,在呼气时用力咳嗽,重复数次,如痰液已到气管或咽喉部而无力咳出,可用双手压迫下胸部或上腹部,用力咳嗽,直至痰液排出,必要时用吸痰器帮助排痰。

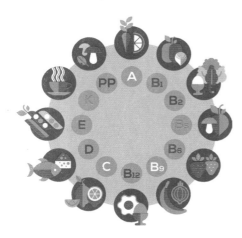

图 3-7　补充维生素、护肺养肺

(2)饮食调理。支气管扩张患者应多吃富含维生素 A、维生素 C 及钙质的食物。含维生素 A 的食物有润肺、保护气管的功能,如猪肝、蛋黄、鱼肝油、胡萝卜、韭菜、南瓜、杏等;含维生素 C 的食物有抗感染、抗癌、预防感冒的功能,如大枣、柚子、番茄等;含钙的食物能增强气管抗过敏能力,如猪骨、青菜、豆腐、芝麻酱等。

(3)保持空气流通。患者居住的地方应保持空气流通,并维持适宜的温度、湿度,以避免痰液滞留。对于病情较重的患者,应该坚持绝对的卧床休息。

第6节 肺炎

肺炎的发生取决于病原体和宿主两个因素。通常情况下,人体正常的免疫防御机制可使气管、支气管及肺泡组织保持无病原体状态。当免疫功能受损,进入下呼吸道的病原体毒力较强或数量较多时,就会引起肺泡毛细血管充血、水肿,肺泡内纤维蛋白渗出、细胞浸润,易发生肺炎。根据不同的病原体感染,可以分为细菌性肺炎、病毒性肺炎、真菌性肺炎、支原体肺炎等。

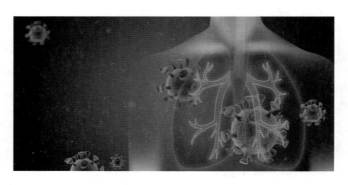

图 3-8　细菌、病毒最容易侵袭体弱人群的肺

一般来说,肺炎的易感人群有以下几种:

(1)患有严重的急慢性疾病、昏迷、晚期癌症、糖尿病、尿毒症、白血病、艾滋病等疾病患者,长期使用激素、免疫抑制剂、抗肿瘤药物,自

身疾病和这些药物使机体免疫功能下降,容易感染肺炎。

(2)还有些人长期使用和滥用抗生素,增加了耐药细菌的繁殖,从而增加了患肺炎的概率。

肺炎也是老年人常见的疾病之一,临床表现常不典型,加之原有基础疾病症状的掩盖,容易漏诊。老年人机体抗病能力差,应激能力不足,病情常偏重,大多需要住院治疗。

1. 具体临床表现

(1)咳嗽、咳痰。具体表现为新发的咳嗽或原有呼吸道疾病近期症状加重,咳出的痰液性质改变,出现脓痰或铁锈色痰。

(2)发热。通常是高热,体温升高至≥ 38℃ , 可能有寒颤现象。

(3)其他全身性症状。可能会出现胸部疼痛、气短、呼吸急促、心跳加快、易疲劳、头痛、恶心、呕吐、肚子痛等症状。

(4)白细胞异常增高。血常规检查,白细胞异常增高。

(5)胸部 X 线检查异常。显示片状、斑片状浸润性阴影或间质性改变,伴或不伴胸腔积液。

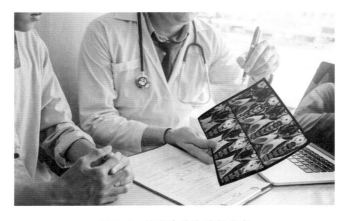

图 3-9 拍胸片确诊肺部病变

2. 简单调治方法

（1）多喝水。尽量多饮水，吃易消化或半流质食物，以利湿化痰，及时排痰。

（2）加强营养。肺炎常伴有高热，机体消耗明显，故应进食高能量、高蛋白且易消化的食物，可适当多吃水果，以增加机体的水分和维生素（维生素 C 能增强人体抵抗力，维生素 A 对保护呼吸道黏膜有利）。

（3）忌烟酒。肺炎治疗期间，忌烟酒，慎食辛辣、刺激性食品，以避免刺激产生咳嗽。

（4）注射疫苗。肺炎的预防以加强体育锻炼、增强体质为主，还应尽量避免危险因素，如吸烟、酗酒等。年龄大于 65 岁者可注射流感疫苗和肺炎疫苗。不足 65 岁，但患有心血管疾病、肺部疾病、糖尿病、肝硬化和处于免疫抑制治疗的人（如人类免疫缺陷病毒感染、肾衰竭、器官移植者等），也可注射肺炎疫苗。

第 7 节 肺癌

肺癌，是原发性支气管肺癌的简称，是一种起源于气管、支气管黏膜或腺体的恶性肿瘤，是最常见的肺部原发性恶性肿瘤。肺癌无传染性，但具有一定的家族聚集性和遗传易感性。

1. 警惕 4 个危险信号

（1）咳嗽。咳嗽是肺癌患者最早出现和最常见的症状。凡以往无慢性呼吸道疾患的人,尤其是 40 岁以上者,经过积极治疗,咳嗽仍然持续 3 周以上,应警惕肺癌的可能。老年慢性支气管炎患者的肺癌发病率较一般人高,但其早期的咳嗽症状常易与原有的慢性咳嗽相混淆,延误诊断的情况甚多。肺癌患者的咳嗽常为刺激性呛咳和剧咳,痰少,与原有的四季发病规律不符,经积极抗感染治疗无效,症状反见加重。

(2) 咯血。咯血是肺癌的第二个常见症状。咯血量一般很少,常为血丝痰,可持续咯血数周、数月或呈间歇性发作。由于咯血的量少或间歇出现,易被人忽视。中老年人群中出现血痰症状,约有 1/4 为肺癌所致。因此,当出现不明原因的痰血时,应即刻就医。

(3) 胸痛。胸痛者约占肺癌病人的半数以上,特别是周围型肺癌,胸痛常为首发症状。胸痛常固定于病变部位,早期多呈间歇性隐痛不适,体位改变、深呼吸和咳嗽时可使之加剧。因此,凡固定部位出现不明原因的胸痛,应早作相应检查。

(4) 声音嘶哑。声音嘶哑是肺癌最重要的一个早期特征。声音嘶哑可发生于咽喉炎、感冒和急性支气管炎、甲状腺手术、咽部手术后,也可发生于发声不当、讲话过度或大量吸烟饮酒之后,但是这类嘶哑一般均可对症处理或经休息而自愈。

2. 预防为主 远离肺癌

(1)增强营养,补充优质蛋白质和维生素。多吃鸡蛋、牛奶、胡萝卜、酸枣、苹果,不仅可以补充优质蛋白,还可以补充维生素 A、维生素 B、维生素 C 等,增强身体抗病能力。

(2)远离刺激性食物。酒、咖啡、浓茶、各种辛辣调味品(葱、姜、蒜、辣椒、胡椒粉、咖喱等)、海鲜、油炸、熏烤及腌制食物都属于刺激性食物。油炸食品在煎炸过焦后可产生致癌物质多环芳烃。另外,油煎饼、煎炸芋角、油条等食物制作过程中使用重复多次的油,高温下也会产生致癌物质。腌制食品中二甲基亚硝酸盐在体内可以转化为致癌物质 N-二甲基亚硝胺,咸蛋、咸菜等同样含有致癌物质。

(3)戒烟。吸烟者患肺癌的概率更高。因此,要降低罹患肺癌的概率,必须戒烟,远离烟雾中的尼古丁、亚硝胺、苯并芘和放射性元素钋等致癌物质。

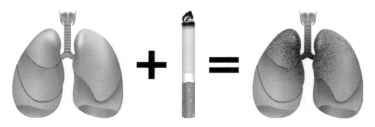

图 3-10 抽的是烟、烧的是肺、毁的是身体

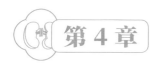

第 4 章

肾的概念和主要功能

【病例】江苏南京 43 岁的胡女士,近两年来总是感到疲惫不堪,食欲不振,睡眠不好,腰酸背痛,畏寒发冷,头发早白,下肢稍肿,大便溏薄,小便色清。医生检查发现,胡女士舌体胖大、质淡、有齿痕,脉象沉弱,确诊为"肾虚",偏向"肾阳虚"。但胡女士认为肾虚是男人才有的问题,一直没有重视,结果各种症状越来越严重。

中医认为:肾为先天之本,五脏六腑之根,是生命活动赖以维持的根本。肾藏精,主生长、发育、生殖,肾的健康能够反映人体生长发育情况以及生殖系统的活力。随着年龄的增长,肾中精气会亏损,身体会出现各种小问题。生活中,很多人养肾护肾的意识比较薄弱,也不懂得如何正确养肾,容易走入养肾的误区。本章将主要介绍中医学上肾的基本概念和主要功能,以及日常生活中养护肾脏的知识、常见肾脏疾病的调治。

第1节 肾的基本概念

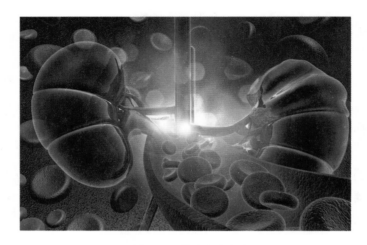

图 4-1　肾为生命之本

西医概念中的"肾"单指肾脏，是泌尿系统的重要器官，位于人体脊柱两侧腰的位置，左右各一，呈扁豆状。肾脏具有排泄代谢产物及毒素、维持体内环境稳定、调节机体功能平衡等功能。

中医学概念中"肾"含义广泛，由肾脏、膀胱、骨、髓、脑、耳、二阴、胞宫，以及所属经络及奇经八脉等部分组成，既包括西医概念中肾脏的大部分功能，也包括神经系统、生殖系统、泌尿系统等其他器官的部分功能，在人体中占有十分重要的地位。

现在有很多人没有真正理解中西医中"肾"的概念的不同。如有的人生活作息经常不规律，因工作原因经常熬夜，随之出现头晕、眼花、脱发、耳鸣、腰酸等症状，便求诊于中医，中医认为其是肾虚，以养肾护肾的方药对症治疗。这时多数人会认为是肾脏出了问题，但是做尿常规、B 超等检查却没有任何问题, 于是对肾虚的结论产生怀疑。其实这就是对中医"肾"的概念的误解, 把中医学的肾虚和西医学的肾病混淆了。

第 2 节 肾的主要功能

中医理论认为, 肾强是人体"活力之本", 肾虚是"百病之源"。可见, 肾对人的身体健康至关重要。

1、肾藏精, 主生长、发育和生殖

肾藏精, 是指肾具有贮存、封藏精气的作用。"精"是构成人体和维持人体生命活动的基本物质, 是脏腑、形体、官窍功能活动的物质基础。先天之精来源于父母, 是父母的生殖之精, 与生俱来, 藏于肾中。先天之精是构成胚胎发育的原始物质, 也是人体生长发育和生殖的物质基础。由于肾藏先天之精, 故被称为"先天之本"。肾藏的精可以转化为气, 称精气。肾的精气是构成胚胎发育的原始物质, 又是促进生殖机能成熟的物质基础。

在人的生命进程中, 生长、发育和生殖能力都取决于肾中精气的盛衰。人体的牙齿、骨骼、头发的生长状态是观察肾中精气是否充盈的外在表现, 是判断机体生长发育状况和衰老程度的客观标志。若肾精及肾气不足, 小儿则会表现为生长发育迟缓, 出现五迟(齿迟、发迟、语迟、立迟、行迟)、五软(头软、项软、手足软、肌肉软、口软)的问题, 成人则会表现为早衰。

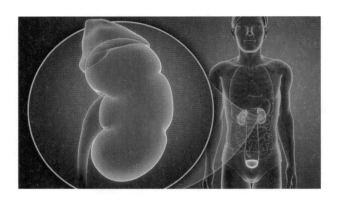

图 4-2　从幼年到老年,机体的生长发
育或衰退情况都取决于肾中精气的盛衰

2. 肾主水,调节人体水液代谢

肾主水,是指肾具有主持和调节水液代谢的功能,又称肾的气化作用,主要体现在两个方面:

(1)肾的气化作用主宰全身津液的代谢过程。津液代谢是一个复杂的生理过程,是在多个脏腑器官相互协调的作用下完成的,但肾在津液代谢中起着决定性的作用。

(2)尿液的生成和排泄。若肾中精气虚衰,气化功能失常,固摄不力,就可能发生尿频、尿急、尿失禁、遗尿等症;推动无力,可能会发生尿少、水肿等症。

3. 肾主纳气,帮助人体呼吸均匀

纳,受纳、摄纳之意。肾主纳气,是指肾具有摄纳肺所吸入清气,使呼吸保持一定深度,防止呼吸表浅的生理功能。若肾主纳气的功能正常,则呼吸均匀和调。若肾主纳气的功能减退,摄纳无权,则出现呼吸表浅、动则气喘、呼多吸少等病理表现,称为"肾不纳气"。所以一般而

言,咳喘之病,"在肺为实,在肾为虚",肾虚本身就会导致咳喘。

中医理论认为,肾是人体健康的根本,是生命的本钱。肾虚不仅仅是男人的"专利",而是男女都会遇到的问题,尤其是 40 岁以后的男性、35 岁以后的女性、老年人、久病之人等等,出现肾虚的可能性更大。

第 3 节 肾和其他脏器的关系

人体的五脏六腑是一个整体,肾作为人体的"先天之本",对于全身五脏六腑的健康有着重要意义。

1. 肾和肺

如前所述,肺为肾之"母",肺阴充足能够下输于肾,使肾阴充盈,这就是中医理论中的"金能生水";肾为肺之"子",肾阴为一身阴液之本,肾阴充足能够上滋于肺,这就是中医理论中的"水能润金"。中医调理鼓励肺肾同养,在治疗咳嗽气逆、咳血、音哑、骨蒸潮热、口干、盗汗、遗精、腰酸腿软等症时往往会收到更好的效果。

2. 肾和肝

五行关系中,水生木,肾是肝的"母亲",肝是肾的"儿子"。肾和肝的关系可以用"肝肾同源"来概括,这主要体现在精血同源。肝藏血,肾藏精,血能生精,故而临床中的血虚常伴有肾精亏损之症候。反之,肾精亏耗则会出现血虚的表现,头发干枯脱落就是一个显著的症状。另外,肝主疏泄,肾主封藏,两者既相互作用,又相互制约。肝脏的疏泄可促使肾脏开合有度。肝肾藏泄互用的关系主要体现在男女的生殖功能上,若肝肾藏泄失调,女性则会出现女子月经周期、经量、排卵的变化,男性则会出现阳痿、遗精、滑泄等异常生理现象。

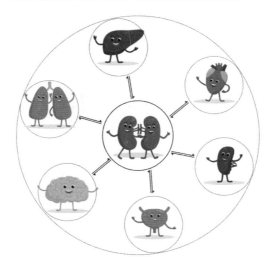

图 4-3 肾为人体的先天之本

3. 肾和心

中医理论认为,心属火,藏神;肾属水,藏精。肾中真阳上升,能温养心火;心火能制肾水泛滥而助真阳;肾水又能制心火,使其不致过亢而益心阴,这种关系也称"水火相济"。

心和肾任何一方的阴阳失调,均可导致心肾之间"水火相济"的关系失衡而出现相应的病症,称之为"心肾不交"或"水火不济"。心火亢于上,不能下交于肾,或肾水不足,不能上济于心,就会出现心悸怔忡、心烦、失眠多梦、五心烦热、眩晕耳鸣、腰膝酸软等心肾阴虚火旺的问题;若肾阳虚衰,不能温化水液,阳虚水泛,则可出现畏寒、尿少、水肿、心悸、心慌等心肾阳虚、水湿泛滥的问题。

4. 肾和脾

中医理论认为,肾属水,脾属土,肾为先天之本,脾为后天之本。肾与脾的关系主要是先天和后天相互滋生的关系,正所谓"先天养后天,后天补先天"。肾藏先天之精,必须得到后天脾胃摄入营养物质的不断补充和濡养,才能不断作用于整个生命过程,先天不足的可以用后天调养来补足;脾胃健运和化生水谷精微的功能,又依赖于肾水的滋润,借助于元气的激发和推动。先天和后天生理上相互滋生,病理上相互影响,互为因果。

很多中老年人有一体多病的情况,比如同时患有慢性肺部疾病、心脑血管疾病、糖尿病等,可能就跟先天不足、后天失养、脾肾亏虚、气血不足,不能濡养五脏有关系。

5. 肾和膀胱

肾和膀胱相互协作,共同完成小便的生成、贮存和排泄。肾主要靠肾阳和肾气使水液蒸腾上升,使干净的水液运行于人体各个脏腑器官,将不干净的水液代谢出来,在肾阳肾气的推动作用下下降,转化为尿液,通过膀胱排出体外。膀胱的贮尿功能主要依赖肾气的固摄作用。如果肾中精气亏虚,气化功能失常,就会出现尿频、尿急、尿失禁或者正好相反的情况,比如尿少、尿闭、水肿等。

6. 肾和骨骼、大脑

中医理论认为,肾藏精,主骨生髓,骨髓可以充养骨骼,脑髓可以充养大脑。儿童如果肾精气不足,生长发育就会迟缓,成年人尤其是中老年人如果肾精气衰退、亏虚就会早衰,容易出现骨质疏松、骨折、健忘、痴呆、脱发白发、牙齿早落、耳聋眼花等问题。

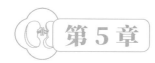

第 5 章

肾虚的主要表现及调理方法

中医认为,肾虚多为长期积累成疾,切不可急于求成而用大补之药进补,或者用成分不明的"补肾壮阳"药物。虽然肾虚的很多症状,用西医的一些检查手段,可能找不到病因,但是当身体出现腰膝酸软、精神不振、失眠健忘、头晕耳鸣等困扰时,应该立刻通过改变自己的生活方式进行调理,比如多运动、不熬夜、远离高强度高压力的工作生活、保持身心放松,多吃养肾的黑色食物等。中医学中肾被称为"五脏之根"、"生命之本",根深才能叶茂、枝叶常青,所以在日常生活中做到养肾护肾,就是滋养生命。

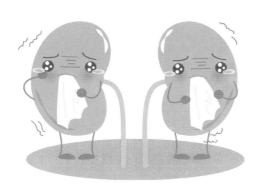

图 5-1 出现"肾虚"症状要及早调理

第1节 脱发 白发

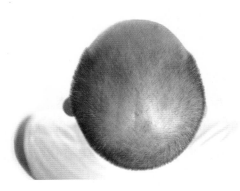

图 5-2 "肾虚"会导致脱发白发

1. 肾虚和脱发白发

中医理论认为,肾藏精,精生血,说明血的生成本源于肾的先天之精,气血充足则营养毛发。中医理论中所说的"肾,其华在发"就是这个意思。头发是肾的外候,头发的生长状态反映肾的精气盛衰。人体肾精、肾气充足,则头发浓密、光亮、柔润,反之则稀少、早生白发。一般情况下,肾虚型脱发、白发的主因就是精血不足,也就是人们常说的肾阴虚;但部分肾阳虚很严重的人,肾气无法推动精血上行到头皮,也会使得头发脱落。所以不管是肾阴虚还是肾阳虚导致的脱发、白发问题都要以平衡阴阳为原则,补气固精,精血旺盛头发就会乌黑有光泽,柔软又不易折断。

2. 食疗 + 梳头疗法,改善脱发白发

(1) 多吃黑色食物。黑色入肾,多吃黑色食物可以养肾护肾,比如用黑米、黑豆、黑芝麻或黑枣、黑桑葚、黑香菇等煮粥、打豆浆,都会有很好的滋养肝肾的作用,而且这些黑色食物营养丰富,富含蛋白质、维生素等多种营养物质。

(2)经常梳头。经常梳头可以对头部穴位进行按摩和刺激,如百会、

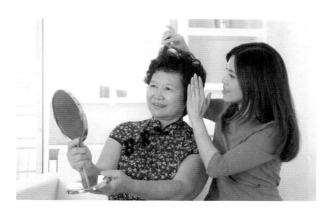

图 5-3　常梳头有利于改善发质

太阳、玉枕、风池等穴位,可以疏通经脉、流通气血、调节大脑神经。梳头直接关系到头发的状况。现在很多人不重视梳头或长期不梳头,致使头皮血液循环下降,新陈代谢减少,头发就会稀疏、脱落,或长头皮屑等。梳头时梳子直接作用于头皮,可以加强对头皮的摩擦刺激,改善头部血液循环,从而使头发得到滋养,牢固发根,防止脱发。

第 2 节 夜尿频多

1. 肾虚和夜尿频多

小便次数明显增多是肾虚的一种典型症状。对于正常人来说,晚上一般不起夜小便。肾虚时,肾气不固,固摄作用减弱,就会出现尿频、尿急、小便淋漓不尽等症状,晚上起夜次数明显示多。如果晚上起夜小便 2~3 次,就意味着可能已经出现了肾虚问题;若是平均 1 小时就需要

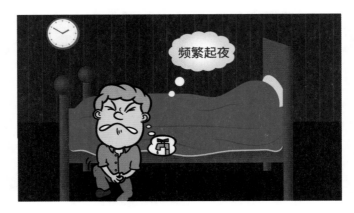

图 5-4 "肾虚"会导致频繁起夜

小便一次的话,意味着肾虚已经比较严重。中医治疗夜尿频多,多从治疗肾气不足入手。

2. 按摩三个穴位,改善夜尿频多

(1)照海穴。照海穴位于脚内踝骨下方的凹陷位置,左右脚各一个。按摩照海穴可以激发肾脏阳气,增强蒸腾体内水液的能力,帮助体内的水液代谢,改善频繁起夜的症状。按摩时采取正坐位,分别用双手的手指同时按揉两侧的照海穴,每天早晚各按揉一次,每次按揉10 分钟左右。

(2)归来穴。归来穴位于下腹部,脐下四寸,前正中线旁开两寸处,左右各一穴。将双手放在下腹部,用食指指腹沿顺时针和逆时针方向交替进行按揉。按揉时力度要均匀,以感到局部微涨为宜。每次按摩2~3 分钟,每日 1~2 次。归来穴具有温阳纳气、补中益气、温补丹田的作用,可以改善频繁起夜。

(3)关元穴。关元穴位于肚脐下方 3 寸处。关元穴是人体上的任脉,按摩刺激关元穴能够起到强肾的效果,对于缓解小便次数频繁有良

好的效果。可用指压法按摩刺激关元穴,或者将双手交叉重叠放在关元穴上,稍施压力,然后快速地、小幅度地进行上下推动。按摩时要注意力度不可过大,局部感到酸胀即可。

第 3 节　腰膝发软酸痛

1. 肾虚和腰膝发软酸痛

随着年龄的增长,肾气耗损,肾精亏虚,肾主骨生髓的功能减弱,势必会导致髓减骨枯、腰膝酸痛的问题,时间久了还会导致骨质疏松。肾有阴阳之分,肾阴虚和肾阳虚都会导致腰膝发软酸痛,区分方法如下:如果是腰膝发软酸痛,还伴有潮热盗汗、五心烦热,则可能是肾阴虚;如果是腰膝发软酸痛,伴有畏寒肢冷,尤其是腿脚冰凉,畏寒,面色发白,性欲减退,则可能是肾阳虚。

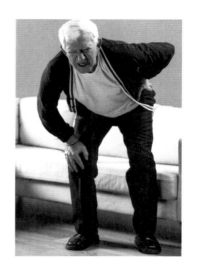

图 5-5　"肾虚"会导致腰膝酸软

2. 按摩运动腰部,缓解症状

把两只手搓热,放在腰部的两侧,然后两只手掌在皮肤上下来回搓,直到腰部出现热感即可。每天早晚进行 1 次,每次 200 下,可以起到疏通经络、温肾养肾的作用。除此之外,还可以经常转腰,向左侧转腰 3 次,再向右侧转腰 3 次。冬季热敷腰部,取仰卧位,用热水袋垫于腰部,仰卧 30~40 分钟,使腰部有温热感。每日可敷 1~2 次,每天都坚持敷。腰为肾之府,腰部有很多养肾的穴位,比如肾俞穴、腰眼穴、命门穴等,腰部的按摩、运动、保暖,都有助于健肾养肾,缓解腰膝酸软、无力、疼痛的症状。

第 4 节 眩晕耳鸣

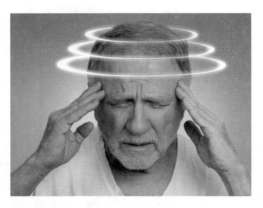

图 5-6 "肾虚"会导致头晕耳鸣

1. 肾虚和眩晕耳鸣

头晕目眩、耳边常常有蝉鸣之音,这多是肾精不足造成的。我们可以这样理解,如果把人比作一台机器,肾精就是润滑油,肾精不足时,体内的机器零件就会相互摩擦发出声音,所以大脑就会有所感知,耳朵就会听到这个"不健康的信号"。中医里面讲,肾主骨生髓,开窍于耳,意思是说肾藏精,精能生髓,脑髓充养大脑,肾的经脉又会经过人的耳朵,耳朵的听觉功能又依赖于肾精肾气的滋养。所以肾好不好,可以通过大脑、耳朵反映出来。肾精不足,不仅会导致眩晕耳鸣,听力也会下降,甚至会耳聋。年纪越大,肾精流失得越快,衰老就越快,头痛、头晕、耳鸣、耳聋等这些问题都可能会出现。

2. 中医耳疗

（1）全耳按摩法。早晨起床后、晚上睡觉前、白天犯困时都可以按摩。双手掌心摩擦发热后，向后按摩耳朵的正面，再向前反折按摩背面，反复按摩 5~6 次，可以疏通经络。

（2）鸣天鼓。两掌分别紧贴于耳部，掌心将耳孔盖严，用拇指和小指固定，其余三指一起交错叩击头后枕骨部，即脑户、风府、哑门穴，耳中"咚咚"鸣响如击鼓。这种方法可以提神醒脑，对耳鸣、眩晕、失眠、头痛、神经衰弱等症状有良好的功效。

（3）按揉耳道。以食指伸入耳道进行旋转，发热后迅速拔出，每日坚持可改善老年人听力。

第 5 节 畏寒

1. 肾虚和畏寒

人们常说年轻人"火力旺"，指的是相对于老年人来讲，年轻人更不怕冷，这是因为年轻人肾阳充足。肾阳是人体阳气的根本，也称为"元阳""命门之火"。中老年人体虚多病，经常畏寒怕冷，就是因为肾阳亏虚，畏寒是肾阳虚的典型症状。相反，如果总是潮热盗汗，五心烦热，就是典型的肾阴虚。肾阳就像是全身阳气的"发动机"，当肾阳虚时，也就是"发动机""电力不足"的时候，全身的阳气生成不足，阳气温煦全身的功能就会下降，就会出现畏寒怕冷、四肢不温、手脚冰凉的情况。怕冷也分不同位置，大多数人下半身怕冷比较明显；有的人后背怕冷；也

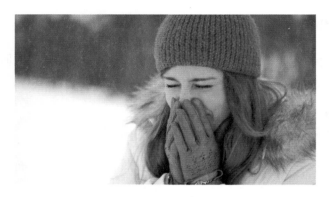

图 5-7 "肾虚"的人畏寒怕冷

有人头部怕冷,总爱戴上帽子保暖;还有人四肢冰凉怕冷,最典型的就是"老寒腿"。出现畏寒怕冷时,要及时调理,否则时间久了可能会产生其他疾病。

2. 拔罐护肾

拔罐具有通经活络、行气活血、祛风散寒的功效。针对肾阳虚畏寒怕冷的问题,可以尝试下面几个穴位,进行拔罐调理。

(1)三阴交穴。三阴交穴位于内踝上三寸,是肝、脾、肾三条阴经的交会穴。肝藏血、脾统血、肾藏精,"精血同源"。所以要经常拔三阴交穴,可调补肝、脾、肾三经的气血。三经气血调和,则先天之精旺盛,后天气血充足,通过在这个穴位拔罐可以达到调补精血的效果。

(2)关元穴。在下腹部,前正中线上,当脐中下 3 寸。中医认为,关元穴具有培元固本、补益下焦之功,凡元气亏损均可使用。

(3)气海穴。该穴是补充身体元气的要穴,位于人体的下腹部,位于腹正中线脐下 1.5 寸,取穴拔罐时,可采用仰卧的姿势进行。

(4)命门穴。采用俯卧的姿势,命门穴位于腰部第二、三腰椎棘突之间,指压时,有强烈的压痛感。

第 6 节 失眠健忘

1. 肾虚和失眠健忘

中医理论认为,引起失眠的原因主要有心肾两虚、气血不足。患失眠的人心火旺,而制约心火的就是肾水,肾好比是消防队,主管"灭火"。如果只是偶发的失眠,第二天经过自我调理,就能得到缓解。可是肾虚时,肾就没有精力"灭火",失眠往往反反复复,不易根治。久而久之,还会导致神经衰弱,加重失眠症状。

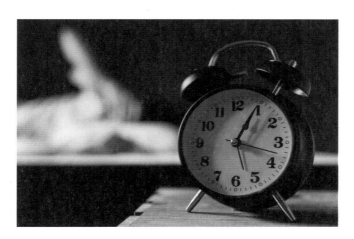

图 5-8 "肾虚"会导致失眠

中医理论认为,肾藏精,精生髓,肾精充盛则脑髓充盈,脑力强健、思维敏捷;肾精亏虚则髓海不足,不仅会出现情绪不佳、头晕易怒、烦躁焦虑、抑郁等情况,还会出现脑衰健忘甚至痴呆。失眠健忘往往会困扰很多中老年人,睡眠不足也会加速人体精气的消耗,出现健忘的问题。

2. 足疗通经络,助睡眠

足部是人体的"第二心脏",是人体的健康阴晴表。中医理论认为,脚底有很多关联人体五脏六腑的关键经络和穴位。足疗对身体大有好处。建议每天晚上泡泡脚,泡脚水温在 40~50 摄氏度之间,水量以淹没脚踝为好,双脚浸泡 5~10 分钟。不要泡到大汗淋漓,身体微微出汗最好。洗完脚之后,用热毛巾擦干净,然后开始足底按摩。按足底、足内侧、足外侧、足背的顺序进行,按摩的时间一般在 30~40 分钟。也可以用梳子梳足底,对足底的穴位给予适度的刺激,会起到通经活络、益气活血的作用,对强身健体、防病治病具有重要意义。

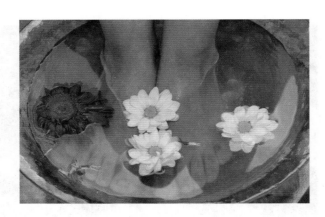

图 5-9　泡脚有助于改善睡眠质量

第 7 节 性功能减退

1. 肾虚和性功能减退

中医学认为,肾虚和性功能关系密切,因为肾藏精,主生长发育和生殖,肾气、肾精是生殖的物质基础,生殖器官的发育、性功能的维持都与肾精、肾气的盛衰密切相关。性欲的旺与衰,与肾中的真阳关系密切。肾阳充足,命门火旺,则性欲亢进,性生活强盛而持久;肾精亏损,命门火衰,则男子性欲降低,阳痿或阳物举而不坚,出现遗精、滑精、早泄、不育等众多问题。

2. 科学养肾,避开误区

很多人在改善肾虚和性功能减退时,急于解决问题,经常走入误区。在此提醒大家,科学养肾,谨记以下 3 点:

(1)不要乱吃壮阳药。乱吃壮阳药,只能缓解一时的表面症状,不能从根本上解决问题,其副作用还会导致很多其他问题,比如内分泌失调、肝肾功能损、前列腺增生肥大等。

(2)房事要节制。在平时的生活中,一定注意不要纵欲过度,保持适度的性生活,保证充足的睡眠。

(3)科学调理阴阳平衡:根据中医理论,肾阴和肾阳只有达到阴阳平衡,才能防治身体疾病,阴阳失调是身体疾病的根源。因此,不能单纯调理肾阴或肾阳,否则不但不能解决性功能减退的问题,还会出现其他的肾虚问题。

第 8 节 糖尿病

1. 肾虚和糖尿病

糖尿病,即中医中的消渴症,多饮、多尿、多食、体重减轻是其典型的四大症状。中医学认为,糖尿病主要是因为体内阴虚火旺导致的,和肺肾阴虚有很大的关系。阴虚,也就是体内"营养液"不足,全身失去了滋养,五脏六腑"工作"时就会彼此"摩擦",导致体内燥热,虚火旺盛。糖尿病主要分以下 2 种情况:

(1)五心烦热,口干口渴,总想喝水,尿频,尿量多,特别浑浊,像脂膏一样,或者病人腰膝酸软,头晕耳鸣,这种情况偏向于肺肾阴虚,需要着重调理肾阴虚。

(2)四肢冰凉,畏寒怕冷,阳痿,面容憔悴,腰膝酸软,这种属于阴阳两虚型的消渴症,需要调理阴阳平衡。

2. 日常调理注意事项

(1)心理上重视起来。糖尿病患者首先要建立对自己健康负责的意识,树立糖尿病可防可治的信念,学会自我检测和控制自己的体重、血糖、血压等指标。

(2)养五脏,调阴阳。糖尿病患者身体阴阳失衡,五脏虚损,应该在控制血糖的基础上,同时兼顾活血化瘀、清热解毒、健脾益气、滋补肾阴、温补肾阳等,全身性地调理身体,尽量避免糖尿病并发症的出现。

(3)合理膳食。改变不健康的饮食习惯,控制总能量的摄入、食盐的摄入、脂肪的摄入,尤其是要控制动物性油脂的摄入。要少食多餐,

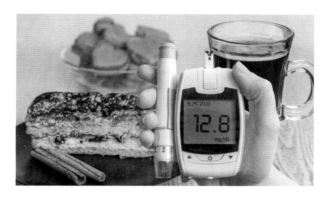

图 5-10　高血糖患者一定要注意饮食

体重超标的糖尿病患者,每天要少吃主食,控制每月的食用油摄入量。合并高血压的糖尿病患者,尤其要注意控制每天食盐的摄入量。

(4)合理运动。要坚持适度运动,比如打太极拳、舞太极剑等。如果因患者年龄较大或行动不便而无法运动,则可采用按摩肢体的方式帮助活动四肢。如果患有特殊并发症,如糖尿病足等,在运动时一定要注意安全,避免受伤。为了预防低血糖,患者在刚开始参加运动时,最好有人陪同,携带好必要的药物。

附:3 个小细节 自测是否肾虚

1. 看舌头

舌体比正常人舌体胖大,舌质比正常舌质淡,娇嫩,舌边有牙齿印,舌苔白,为肾阳虚的表现。舌体比正常人舌体瘦小,偏红,呈绛红色,舌

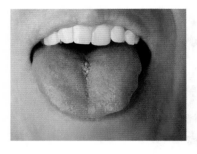

图 5-11　看舌头

面无苔,为肾阴虚的表现。舌面没有舌苔,舌面光洁如镜,中医上称为"光剥舌",是肾阴虚损严重的表现。舌面上有数量不等、深浅不一、形态各异的裂纹,称为"裂纹舌",裂纹舌多为肾阴虚的表现。

2. 看牙齿

新生儿出生后七个月才开始长牙,老年人随着年龄的增长,牙齿松动脱落,越来越少,这都跟肾有关。正常人牙齿洁白、润泽而坚固,说明肾气充盛;牙齿干燥、缺少津液的滋润,说明阴精不足;牙齿干燥,甚至看起来像枯朽的骨头,说明肾阴枯竭,多见于病重晚期之人。

3. 看脚部

脚部水肿,或者小腿水肿,多由脾肾阳虚造成;脚指头淤肿疼痛,甚至蔓延至整个脚部,而且可能会有溃烂、发臭等现象,多由肾虚血瘀造成。

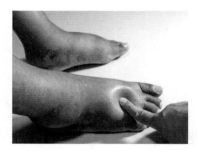

图 5-12　"肾虚"会导致脚部水肿

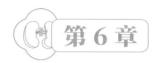

第 6 章
中老年人常见肾病及调治

　　人体每时每刻都在新陈代谢,代谢产物中一小部分由胃肠道排出体外,绝大部分由肾脏排出体外,从而维持人体的正常生理活动。肾脏还可以帮助人体生成并排出尿液,维持体内水液、电解质和酸碱平衡,调节血压。一旦肾脏功能受损,会影响人体有害物质的排泄,导致废物在体内积聚,出现排尿异常、水肿等问题,甚至会引发更严重的疾病。

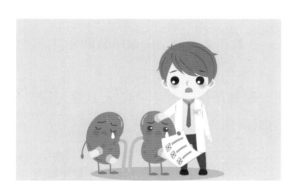

图 6-1　肾脏病变会导致体内毒素堆积

第1节 急性肾小球肾炎

急性肾小球肾炎,简称急性肾炎,常为急性起病,是以血尿、蛋白尿、水肿、高血压、少尿等为主要临床特征的一种常见疾病,这些症状常被称为急性肾炎综合征。急性肾炎大多数为急性链球菌感染后引发的肾炎,病程多在1年以内。

1.急性肾小球肾炎的临床表现

(1)前期症状。病前1~3周多有呼吸道或皮肤感染史,如急性咽炎、扁桃体炎、牙龈脓肿、猩红热、水痘、麻疹、皮肤脓疱疮等,部分患者没有前期症状。

(2)水肿。常在清晨起床时出现眼睑水肿,下肢水肿,严重时可见胸腔积液。

(3)高血压。少数患者可能会因血压急剧升高而出现高血压脑病或左心衰竭。

(4)尿异常。尿量在身体水肿时减少,甚至无尿。几乎所有病例都有轻重不等的血尿、蛋白尿。

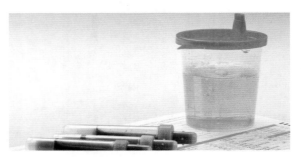

图 6-2　血尿、蛋白尿是急性肾小球肾炎的典型症状

（5）神经系统症状。主要为头痛、恶心、呕吐、失眠、反应迟钝，严重者可见视力障碍，甚至出现黑矇、昏迷、抽搐，这多与血压升高及水、钠潴留有关。

2. 急性肾小球肾炎的营养调理和中医疗法

肾是营养代谢过程中的一个重要器官。当肾功能出现障碍，患者的膳食结构应该随着肾功能的减退程度进行调整，使摄入的营养成分适应病肾的功能。肾病患者饮食需遵循的原则就是既要减轻肾脏负担，又要维持患者的营养需要，增强抗病能力，设法使患者生理状态接近正常，延缓病情恶化。

（1）限制蛋白质摄入。摄入量依据病情而定，症状较轻者，蛋白质摄入量控制在每日 20~40 克，以减轻肾脏的负担。低蛋白饮食的持续时间不宜过长，以防止发生贫血。一旦血中尿素氮、肌酐清除率接近正常，无论有无蛋白尿，蛋白质摄入量应逐步增加至每日每千克体重 0.8克，以利于肾功能修复。选用含必需氨基酸多的优质蛋白质，如鸡蛋、牛奶、瘦肉和鱼等，不宜选食豆类及豆制品。

（2）限制钠及水分摄入。发病初期，以水肿为主要症状，因肾脏不能正常地排泄水、钠。限制饮水和忌盐是消除水肿的好方法。应根据病情、尿量及水肿情况摄入低盐、无盐或少盐饮食。少盐饮食除不加食盐或酱油外，还要避免食用含钠高的食物。

（3）补充足量维生素。多用新鲜的绿叶蔬菜及水果。新鲜蔬菜能增进患者的食欲，除了在少尿期限制钾时需限制蔬菜的食用量外，其他时期均应多食用新鲜蔬菜，恢复期可多食用山药、大枣、桂圆、莲子、银耳等有滋补作用的食物。维生素 A、B 族维生素、维生素 C、叶酸、铁等均有利于肾功能恢复及预防贫血，食物中应足量补充。

中医在治疗急性肾小球肾炎时，多采用清热利尿的方法。中医学认为，药食同源，食物调配得好，也可以治疗疾病，薏苡仁、玉米须、芹菜、胡萝卜缨都具有利尿、消水肿的作用。

第 2 节 慢性肾小球肾炎

慢性肾小球肾炎，多见于成年人，肾炎病史较长，多在 1 年以上，临床上常见肾炎的各种症状或症状反复出现，有不同程度的肾功能损害，也称慢性肾炎。慢性肾小球肾炎有进行性发展的倾向，经 3~10 年或者更长时间进入慢性肾衰竭期。

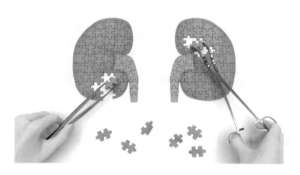

图 6-3　慢性肾炎患者要及时医治调理

1. 慢性肾小球肾炎的前后期临床表现

慢性肾小球肾炎患者，前期会出现精神差，轻度乏力，下肢轻、中度浮肿，腰膝酸软，胸闷，面色少华，头昏，舌质暗淡、苔腻，脉多沉细无力等症状,这是肾脾气虚、水湿内停的征象。慢性肾小球肾炎发展到慢性肾功能衰竭阶段,患者会出现神疲乏力,下肢浮肿明显,腰膝酸软,胸闷憋气,纳少或纳呆,恶心呕吐,面色无华,头昏等症状。这是肾脾气虚、湿毒内蕴的征象。该病的后期以湿、毒、瘀、虚为主要特点。

2. 慢性肾小球肾炎的饮食调理

慢性肾炎的患者,日常饮食需要控制蛋白质、食用盐、钠和钾的摄入,忌食含酒精类的饮料和刺激性食品。下面推荐几种适合慢性肾炎的食物。

(1)莴苣。莴苣含丰富的胡萝卜素和 B 族维生素,维生素 C,维生素 E 及钙、磷、铁、钾、碘等无机盐,多吃莴苣能提高血管张力,有利于水和电解质的平衡,促进排尿。

(2)冬瓜。冬瓜有利水消肿作用,又含有多种维生素,故慢性肾炎患者宜食。民间常用冬瓜 600 克,同赤小豆 120 克,加水煨烂饮服。冬瓜的皮也有很好的利水消肿功效。

(3)鸭肉。鸭肉有滋阴利水消肿之功效,肾炎水肿者宜食。《食物中药与便方》中还曾介绍,慢性肾炎、水肿,取 3 年以上绿头老鸭 1 只,去毛,剖腹去肠杂,填入大蒜头 4~5 瓣,煮至烂熟(不加食盐或略加糖),吃鸭、蒜并喝汤,可隔若干日吃 1 只。

(4)鹌鹑。鹌鹑味道鲜美,营养丰富,有补益五脏、养血益气的作用,非常适合慢性肾炎低蛋白血症水肿者食用。用鹌鹑 2 只,加少量酒,不加食盐,炖食,每日 1 次,连吃 1 周。

第3节 高血压肾病

高血压肾病是原发性高血压引起的肾小动脉硬化和肾功能损害。肾脏本身用于过滤体内毒素,通过尿液排出多余的水和钠盐,同时防止蛋白、血细胞等漏出血管。高血压使得血管内压力增高,导致蛋白漏出至尿液里,形成蛋白尿。高血压长期控制不佳,造成的肾结构破坏难以逆转,就会逐渐出现肾功能损害,甚至慢性肾衰竭,到最后的严重阶段就是尿毒症。

1. 具体临床表现

高血压肾病严重程度因人而异,如果早期发现,积极控制,高血压对肾脏损伤较轻微,病情不严重,只是有轻微的蛋白尿。但如果高血压持续时间较长,肾小动脉狭窄硬化,肾小球缺血硬化,患者出现严重的蛋白尿、水肿,意味着肾功能损伤已经比较严重,肾功能不全,肾脏排泄代谢废物时已有一定障碍,此时患者肌酐尿素氮严重超出正常值,出现贫血、疲乏无力、体重减轻、精神不易集中等症状。

2. 中西医结合防治高血压肾病

高血压肾病患者,一定要在生活细节上做好调节和护理,饮食要低盐、低热量、低嘌呤,减轻肾脏负担。避免情绪激动,避免劳累,控制好血压,避免服用对肾脏有损害的药物。有些患者一体多病,需要同时服用多种药物时,一定要咨询医生寻求合理的解决方案,科学用药,保护好肾脏。另外,还要定期检测相关指标,随时调整治疗和护理方案。

中医理论认为,高血压肾病的发生是因为肝肾阴虚、瘀血阻滞,所

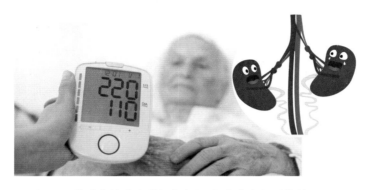

图 6-4　肾功能异常会引起高血压,长期高血压更伤肾

以除了坚持按照西医要求降血压、保护肾功能之外,要以调理肝肾阴阳为治本原则,兼顾健脾益气、补血化瘀、活血降浊。中医治疗高血压肾病主要根据证型。一般来说,如果患者有脸红、头疼、头晕的症状,则建议在清热利尿、健脾益肾的同时,加入一些平肝潜阳的药物,改善肾脏微循环,这样治疗效果会比较好。但是总的来说,还是要具体情况具体分析。中医疗法的介入可以很好地控制蛋白尿,延缓肾脏损害的进程,因此中西医结合治疗对控制病程较有帮助。

第 4 节 糖尿病肾病

糖尿病肾病,是糖尿病的一种严重并发症,病因主要与糖脂代谢紊乱、肾脏血流动力学障碍、细胞因子激活、氧化应激、遗传学因素等有关。糖尿病肾病往往同时合并其他器官或系统的微血管病,如糖尿病视网膜病变和外周神经病变等。

1. 糖尿病肾病的临床表现

（1）早期患者无明显症状，有微量蛋白尿情况。

（2）中晚期患者，症状以高血压、水肿（脚、脚踝、手或眼睛肿胀）、泡沫尿为主，检查时可发现大量蛋白尿、肾小球滤过率下降，部分患者可出现贫血现象，如乏力、面色苍白等。

（3）糖尿病肾病常合并其他微血管并发症，如视物模糊（糖尿病视网膜病变），指端或趾端皮肤感觉异常（周围血管并发症）、心悸、心绞痛（心血管并发症），头晕、甚至偏瘫等（脑血管并发症）。

（4）后期患者发展至终末期肾病（肾衰竭），出现水、电解质、酸碱平衡紊乱及贫血。

2. 糖尿病肾病需要综合调理

临床上治疗糖尿病肾病以控制血糖、血脂、血压以及改善微循环为主要方法，至终末期常采取血液透析以及肾脏移植等替代治疗方法，其治疗费用高，用药复杂，毒副作用大，难以阻止糖尿病肾病的进一步发展和恶化。

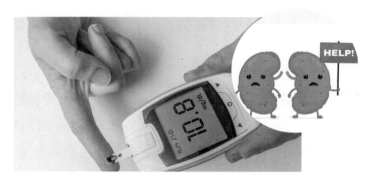

图 6-5　长期高血糖导致微循环障碍，肾脏受损

中医临床上常采用益气养阴、补气生血、滋养肝肾、温补肾阳、补脾益肾、温阳利水、化瘀散结、清热化痰、凉血祛瘀、通络泄浊、祛风通络解毒等疗法。中医疗法具有标本兼顾、一方多效等特点，有助于减轻和改善临床症状。

糖尿病肾病人群，日常一定要坚持适量的运动，饮食上要坚持"三低一高"（低盐、低糖、低脂、高纤维）的饮食习惯，控制好"三高"指标（高血压、高血糖、高血脂），只有综合调理才能真正增强身体素质，改善代谢紊乱，延缓糖尿病肾病的进程。

第 5 节 尿毒症

尿毒症并不是一个独立的病种，而是各种肾病晚期共有的临床综合征，是进行性慢性肾衰竭的终末阶段。在此阶段患者除了水与电解质代谢紊乱和酸碱平衡失调外，蛋白质、糖类、脂肪和维生素也会出现代谢紊乱。此外，由于代谢物在体内大量潴留不能正常排出，会导致消化道、心肺、神经、肌肉、皮肤、血液系统等广泛的全身中毒症状，患者需要靠透析或者肾移植来维持生命。

1. 具体临床表现

（1）胃肠道症状。常表现为食欲不振、恶心、呕吐、腹泻、出血等，与毒物刺激胃肠道黏膜及水、电、酸碱平衡紊乱有关。

（2）血液系统症状。有贫血、出血倾向，检查会提示白细胞异常。贫血与促红细胞生成素（EPO）缺乏或相对不足有关；出血与血小板功能下降、数量减少有关。

（3）心血管系统症状。出现心绞痛和其他相关症状，包括呼吸困难、透析中或透析期间低血压、心脏骤停或猝死、心律失常等。

（4）神经肌肉症状。出现失眠、注意力不集中、抑郁、幻觉、意识障碍、抽搐、扑翼震颤、肌无力与周围神经病变等。

（5）矿物质代谢紊乱。骨痛、易摔伤骨折，检查提示为低钙血症、高磷血症，可能导致纤维囊性骨炎、肾性骨软化症、骨质疏松症和肾性骨硬化症。

（6）皮肤症状。皮肤干燥瘙痒、面色晦暗、色素沉着、浮肿，又称为"尿毒症面容"。

2. 尿毒症患者的日常生活管理

（1）充分休息。保持充足的睡眠，精神愉悦，避免从事力所不能及的活动。

（2）饮食有节。不吃生、冷、硬的食物，多食用富含维生素、优质低蛋白食物。合并高血压和水肿的患者，需严格控制钠盐、蛋白质的摄入。

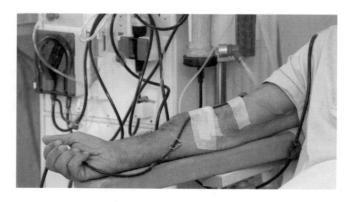

图 6-6 尿毒症患者需要依靠透析维持生命

尿毒症患者在透析过程中,容易贫血、营养不良,饮食一定要注意营养的搭配,饭菜要低盐、清淡。

（3）加强服药安全。避免漏服或不按时服药,尤其对于老年患者,需严格遵医嘱用药。此外,应随时观察药物疗效,如有不适应及时就诊。

（4）保持住所干净通风。尿毒症患者免疫力低下,抵抗力差,很容易因感染而加重病情,家中环境一定要保持干净、通风。

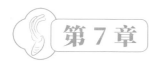

第 7 章

肺肾同养的重要性

【病例】家住上海的张阿姨,63 岁,全身浮肿一周余。自述先见眼睑浮肿,继而四肢及全身皆肿,伴恶寒发热,小便不利,轻度咳嗽,舌苔薄白,脉浮紧。中医建议肺肾同时调理,帮助体内水液正常代谢。

生活中肺肾两虚的情况并不在少数,正如前文所述,中医理论中,肺和肾"母子"关系密切,各司其职,又共同完成人体的呼吸运动和水液代谢,所以,肺肾问题经常不会独立存在。肺肾两虚所表现出来的症状经常会给患者带来各种生活上的困扰,中老年人尤其要注意肺肾的保养。养好肺和肾,就是养好气血和阴阳。只要气血阴阳平衡,人就能保持相对健康的状态,身体上各种小毛病或大问题的发生概率就会大大降低。

第1节 肺肾同源的中医学理论

肺肾经络相连,正如前面章节中所述,肺肾金水相生。肺肾之间的"母子"关系,意味着肺肾在生理上相互滋生,病理上相互影响,"母"强则"子"壮,"子"病累及"母"脏。临床上,肺肾虚损的病人,有因肺病及肾,也有因肾病及肺,往往须肺肾同治才能有效,故有"肺肾同源"之说。

"肺肾同源"的理论起源于《黄帝内经》,其中《素问·水热穴论》记载有"其本在肾,其末在肺,皆积水也",以后历代医家逐渐加以发展完善。《难经·四难》云:"呼出心与肺,吸入肝与肾。"《医学入门》曰:"肾纳气收血化精,为封藏之本。"《医宗必读》则认为:"肾为脏腑之本,十二脉之本,呼吸之本。"《类证治裁·喘证》记载:"肺为气之主,肾为气之根,肺主出气,肾主纳气,阴阳相交,呼吸乃和。"《身经通考》亦云:"肾病必先求之于肺。"从"治喘咳不离于肺,不只于肺""发时治肺,平时治肾""实喘治肺兼治肾,虚喘治肾兼宜治肺"到如今"发时治肺兼顾肾,平时治肾兼顾肺"和"以肾治肺"观点的提出,均证实了肺肾两脏关系密切,具体则主要表现在呼吸运动、水液代谢和阴阳互相滋生等三方面。

第2节 肺肾两虚的主要表现

1. 气短、气喘

气短,指呼吸比正常人短促,语言不接续,呼吸勉强,似喘而无声的状态。气喘是呼吸困难的一种症状,轻者活动时气短,重者在安静时也感觉呼吸费力甚至不能平卧,也有部分患者气喘与活动无关,而与接触冷空气、过敏原等相关。比较严重的气喘呼吸时会有"呼哧呼哧"的声音,身体很容易缺氧,呼吸困难,甚至不能平躺,影响睡眠。

虽然在人体各器官中肺主呼吸,但是整个呼吸过程中,没有肾的参与,呼吸是无法完成的。肾在这个过程中就像是汇纳百川的大海,肺就是那些河川。肾主纳气,意思就是肾可以接纳吸收肺吸进来的清气,使呼吸保持一定的深度,防止呼吸表浅,保持呼吸的均匀和缓。有些人声音浑厚、中气十足,而有些人说话有气无力,这些都和肺、肾有直接的关系。

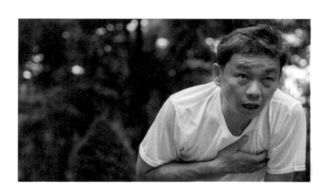

图 7-1　肺肾两虚的人容易气短气喘 呼吸困难

容易气短、气喘的人群,日常一定要保持平稳的情绪、乐观的心态,每天坚持做扩胸运动,同时建议坚持练习以下这套呼吸操:

(1)缩唇呼吸。吸气时用鼻,呼气时缩唇轻闭,慢慢呼出气体,嘴呈口哨状,这种呼吸锻炼法可以防止呼气时小气道陷闭狭窄,有利于肺泡内气体的排出。

(2)腹式呼吸。右手放在腹部肚脐,左手放在胸部。呼气时,最大限度地向外扩张腹部,胸部保持不动,吸气时,最大限度向内收缩腹部,胸部保持不动。这样可以增强膈肌力量,减少气道阻力,改善缺氧和二氧化碳潴留。

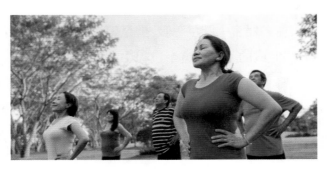

图 7-2　腹式呼吸法

(3)屏气呼吸。吸气,屏住呼吸 3 秒钟,同时向右转头,呼气;吸气,屏住呼吸 3 秒钟,同时向左转头,呼气。屏气呼吸可以延长肺内氧气和二氧化碳的交换时间,使更多的氧气进入血液。

(4)伸展呼吸。两臂伸直,向前、向上逐渐高举过头,同时深吸气,然后两臂合拢,身体前倾,同时深呼气,此时呼气尽量用腹式呼吸。伸展呼吸不仅可以增强肺功能,还可以帮助缓解肩颈酸痛。

2. 水肿

水肿和胖很容易被混淆。按一下自己的皮肤,会迅速反弹,细纹、皱纹会很明显,这种属于胖;可如果是水肿,情况则完全不同。

发生水肿的部位主要有三处。第一是眼睑水肿,晨起眼皮和眼睛周围皱纹消失、有肿胀感;第二是手指关节水肿,常常感到手指难以弯曲、有肿胀感;第三是脚背、小腿甚至全身水肿,感觉鞋变紧,穿有弹力的袜子后有明显的凹痕,特别是按后踝关节内侧,凹陷难起。下肢水肿时,摸一下能明显感觉到皮肤很薄,还有一种鼓鼓的、紧绷绷的感觉。

水肿按照轻重程度分为三级,通过按压即可分辨。一度水肿,主要集中在脚踝,按之凹陷易恢复;二度水肿,水肿过膝,按之凹陷没指,不易恢复;三度水肿,全身水肿,腹大胸满,出现胸水、腹水等,还会出现气促,甚至气喘。

人体内正常的水液代谢是通过两种方式排出体外的,第一是排汗,第二是排尿。排汗主要受肺影响,排尿主要受肾脏影响。人体内一

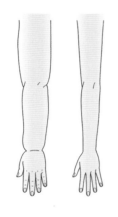

部分水液经肺的宣发作用,变成汗液从汗孔排出。其余很大一部分水液会经过肺气的肃降作用,沿着经脉运行于体内,滋养五脏六腑,由机体组织器官利用之后,又集聚于肾,然后无用的水液会不断化生成尿液,向下输送至膀胱,以小便的形式排出体外。如果把人体内水液代谢的路径看成一条水道,那么,肺主管水道的上游,肾主管水道的下游。不管是上游还是下游,任何一方出现问题,都会导致多余的水分在体内滞留,形成水肿。

图 7-3 水肿

中医多用肺肾同调法解决水肿问题,叫做"开鬼门、洁净府"。"鬼门"指毛孔,"开鬼门"就是宣发肺气,通过毛孔使汗液从皮肤排出。"净府"指膀胱,"洁净府"就是利小便的意思。通过肺肾同调,打通水液代谢的"上下游",使水液通利、二便通顺,有效解决水肿问题。

3. 自汗、盗汗

自汗是指白天经常出汗,即使不是天气炎热也没有其他的刺激因素,出汗依旧比较多。自汗主要是因为肺肾气虚。肺气能控制津液,使

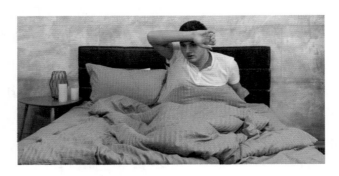

图 7-4　肺肾气虚者易盗汗

部分津液留在身体中发挥滋养作用,部分代谢的津液通过排汗的方式排出体外。肺气不足会导致固摄力量不足,汗液自然容易流出。这种情况下的自汗常伴有疲乏、劳累、气短、畏寒等症状。如果伴有腰膝酸软,头晕耳鸣,男性遗精、早泄等症状,这种自汗则是由肾气不足导致的。

盗汗是指睡觉的时候出汗,属于气阴两虚的表现。症状比较轻的,是醒后自觉身体某个部位被汗打湿;症状严重的盗汗就是睡觉时大汗淋漓,出汗量很大,睡醒后感觉全身都被汗打湿。经常盗汗,伴有烦躁、失眠、口咽干燥的情况,多是由于肺、肾阴虚所致。

自汗、盗汗是肺肾发出的“求救”信号,很多糖尿病、结核病等代谢性、消耗性疾病患者,或大病初愈的人会出现自汗、盗汗的情况。严重的自汗、盗汗可能预示着重大疾病,建议去找中医问诊,并注意调理肺肾。平时可以多按摩或针灸、艾灸复溜穴、膻中穴、鱼际穴、涌泉穴等,帮助缓解症状。日常生活中,保持良好的情绪、平和乐观的心态,少吃刺激性食物,多补充维生素 C 和维生素 D。

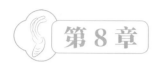

第 8 章

肺肾日常调养方法

　　肺肾的保养,关键在日常。很多重大疾病是可以做到早预防,早发现,早治疗的。日常生活中,可以通过食疗和药食同源的中药材进行养生滋补,"有病治病,无病强身"。一些身患肺部疾病或者肾病的人群,除了应该听从医嘱进行治疗,也可以通过加强日常调理有针对性地对身体某些疾病进行辅助治疗,调整阴阳,使之趋于平衡,这样有助于疾病的治疗和身心的康复。

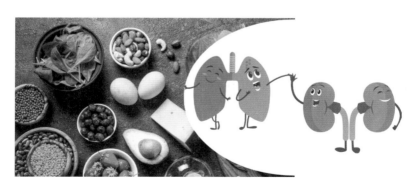

图 8-1　加强日常调理、养好肺肾

第 1 节 养肺常用中药

1. 罗汉果

《中国药典》（2015 年版，第 1 部，第 212 页）记载，罗汉果，归肺、大肠经，有清热润肺、利咽开嗓、滑肠润便等功效，主要用于肺热燥咳、咽痛失音、肠燥便秘。被誉为烟毒克星的罗汉果，自古以来广泛用于咽喉疾病和肺部疾病的治疗，也是首批被列入药食两用的名贵药材，素有"神仙果"的美称。罗汉果，甘凉清润，清肺热，润肺燥，很多中药成方制剂里面都有罗汉果，如罗汉果玉竹颗粒、罗汉果止咳糖浆、川贝罗汉止咳冲剂。

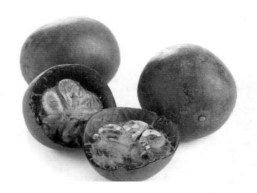

图 8-2 罗汉果

出现以下问题，可利用罗汉果来缓解或治疗：

（1）嗓子不舒服，咽喉肿痛，慢性咽炎，可以经常用罗汉果泡水喝。

（2）肺热、肺燥问题，比如嗓子发干、发紧，咳嗽痰少，咽喉肿痛，严重时嗓子发不出声音等，也宜用罗汉果泡水。

（3）糖尿病患者，易出现肺燥，可以常服用罗汉果来改善口干口渴、总爱喝水的问题。

2. 玉竹

《中国药典》（2015 年版，第 1 部，第 85 页）记载，玉竹，归肺、胃经，有养阴润燥、生津止渴的功效，主要用于肺胃阴伤、燥热咳嗽、咽干口渴、内热消渴。

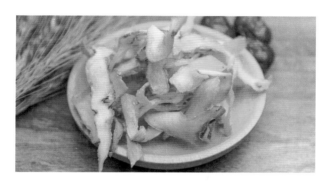

图 8-3　玉竹

玉竹是百合科的一味中药材，每年 9 月采挖，干燥的根茎入药，药性平和，不寒不燥，很适合中老年人补肺养阴润燥。玉竹大多是片状或者是段状，呈黄白色或者是淡黄棕色，可以煮茶泡水喝，也可以和银耳大枣一起熬粥，帮助改善燥热咳嗽、咽干口渴、内热消渴等问题，所以肺燥的人群可以常吃玉竹。

3. 百合

《中国药典》（2015 年版，第 1 部，第 132 页）记载，百合，归心、肺经，有养阴润肺、清心安神的功效，主要用于阴虚燥咳、咳血、虚烦惊悸、失眠

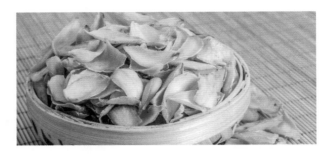

图 8-4　百合

多梦、精神恍惚。百合不仅可以入药,也是养肺润肺的重要食疗材料。常见的百合食疗方有百合银耳雪梨汤、百合莲子粥、百合南瓜粥等。

4. 黄芪

《中国药典》(2015 年版, 第 1 部, 第 303 页) 记载, 黄芪, 归肺、脾经, 有补气升阳、固表止汗、利水消肿、生津养血的功效, 主要用于气虚乏力、食少便溏、中气下陷、久泻脱肛、便血崩漏、表虚自汗、气虚水肿、内热消渴、血虚萎黄等。

黄芪补气, 对于改善肺气虚导致的呼吸不畅、全身乏力等症有很好的效果, 以黄芪配伍麦冬, 泡水或者煮茶, 补气效果极好。

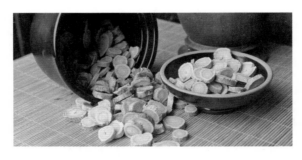

图 8-5　黄芪

5. 陈皮

《中国药典》(2015 年版, 第 1 部, 第 191 页)记载, 陈皮, 归肺、脾经, 有理气健脾、燥湿化痰的功效, 主要用于脘腹胀满、咳嗽痰多。陈皮, 又称橘皮, 阴干或者通风干燥后即为陈皮。陈皮含有挥发油、黄酮苷、胡萝卜素、维生素 C、维生素 B 等, 营养丰富, 药用价值很高。陈皮是食疗养生中的常用药材, 也是餐桌上常用的调味品之一, 不少名菜如九制陈皮骨、陈皮牛肉、陈皮鸡等均使用陈皮调味。

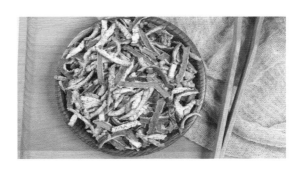

图 8-6　陈皮

6. 红景天

《中国药典》(2015 年版, 第 1 部, 第 155 页)记载, 红景天, 归肺、

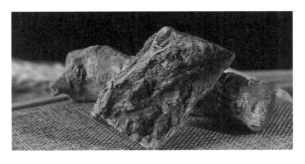

图 8-7　红景天

心经,有益气活血、通脉平喘的功效,主要用于气虚血瘀、胸痹心痛、中风偏瘫、倦怠气喘。红景天作为一味广泛应用的中药材,药用部位是它的干燥根和根茎。因为生长在海拔较高的高寒无污染地带,其生长环境恶劣,因而具有很强的生命力和特殊的适应性。红景天亦有很好的美容效果,可作护肤品,也可食用。可以用红景天搭配大枣、枸杞炖肉煲汤、泡酒、煮养生茶等。

第 2 节 养肺常用食疗方

俗话说,药补不如食补。食疗是一种常见的调理滋补身体的方法,简单方便,既美味又营养。

1. 阿胶黄芪粥

【原料】黄芪 15 克,阿胶 10 克,粳米 30 克。

【做法】黄芪水煎取汁,煮粳米为粥,阿胶需要用黄酒浸泡至溶化并进行熬煮,最后兑入粥中。

【作用】补气养血益肺。适用于百日咳恢复期以及肺气虚弱、气不摄血导致的咳嗽、咳痰、痰中带血等。

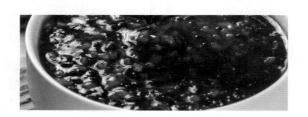

图 8-8　阿胶黄芪粥

2. 冰糖雪梨

【原料】200 克雪梨, 100 克冰糖, 20 克枸杞子。

【做法】将雪梨洗净, 切去梨蒂和梨把儿, 把雪梨切成大片 , 放在容器中, 加入冰糖, 上锅蒸 30 分钟左右。把泡好的枸杞子放入锅中, 再蒸五分钟左右即可。

【作用】梨润肺清热, 生津止渴, 与冰糖同用, 增强润沛止咳作用, 可治疗小儿肺燥咳嗽、干咳无痰、唇干咽干等病症。

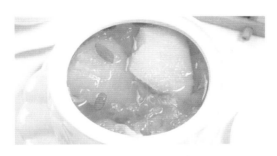

图 8-9　冰糖雪梨

3. 三七白芨粥

【原料】三七粉 5 克, 白芨粉 15 克, 糯米 100 克, 大枣 5 个, 蜂蜜 25 克。

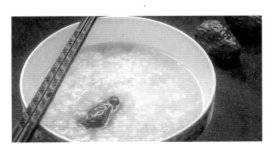

图 8-10　三七白芨粥

【做法】用糯米、大枣、蜂蜜加水煮至粥将熟时,加入三七粉、白芨粉,改文火稍煮片刻,至粥稠。

【作用】补肺止血,养胃生肌。用于肺癌咯血、胃及十二指肠溃疡出血。

4. 蜂蜜萝卜水

【原料】蜂蜜 30 克,白萝卜 1 个,干姜 3 克,麻黄 3 克。

【做法】萝卜切小丁放入碗中,放入蜂蜜拌匀并腌数小时,等萝卜水和蜂蜜完全混在一起即可,汁水可多次饮用。还有一种做法是将上述食材一同放入小碗内,蒸熟,去干姜、去麻黄,食蜂蜜、萝卜。

【作用】止咳平喘,温肺化痰。适用于肺阴亏虚、肺气亏虚导致的畏寒自汗、咳嗽、痰多而稀薄、胸闷喘息等病症。

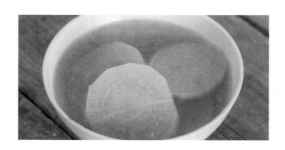

图 8-11 蜂蜜萝卜水

5. 黑豆酿梨

【原料】大雪梨 1 个,小黑豆 50 克,冰糖 30 克。

【做法】将雪梨洗净削皮,在靠梨柄处切开留作梨盖,用小勺挖去梨核。将小黑豆择净,用清水淘洗干净,晾干,装入梨孔内,把梨柄盖上,用竹签插牢。将梨放在瓷盅内,加入冰糖,盖上盅盖,放在加水的锅内,

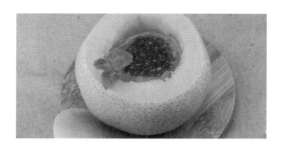

图 8-12 黑豆酿梨

中火蒸炖约 40 分钟,将梨取出装入盘内。

【作用】清热化痰,止咳平喘。适用于肺热咳嗽、痰多、气喘等症,适宜老年慢性支气管炎有热痰者食用。

第 3 节 养肾常用中药

1. 桑椹

《中国药典》(2015 年版,第 1 部,第 300 页) 记载,桑椹,归心、肝、

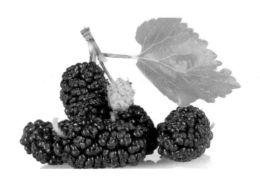

图 8-13 桑椹

肾经,有滋阴补血、生津润燥的功效,主要用于肝肾阴虚、眩晕耳鸣、心悸失眠、须发早白、津伤口渴、内热消渴、肠燥便秘。

中医将药食同源的中药称为"上药",桑椹可以说是上药中的上药,对肝、肾都有很好的滋补调理效果。桑椹是桑树的精华所结,益肾脏而固精,久服黑发明目,是滋阴、补血、生津、润燥、通便的佳品,药用价值极高,宜滋补养生,可以帮助改善体虚和亚健康。

2. 枸杞子

《中国药典》(2015 年版,第 1 部,第 249 页)记载,枸杞子,归肝、肾经,有滋补肝肾、益精明目的功效,主要用于虚劳精亏、腰膝酸痛、眩晕耳鸣、阳痿遗精、内热消渴、血虚萎黄、目昏不明。

枸杞子药用之名始见于《神农本草经》,之后被历代中医典籍推崇为强身健体、延年益寿的良药。现在都流行"保温杯里泡枸杞",枸杞子已经不再是中老年人养生的"专利",而逐渐成为更多年轻人的养生必备佳品。很多上班族经常熬夜加班,导致气血不足、面色萎黄、腰膝酸痛、眩晕耳鸣等,日常可以用枸杞子泡水进行调理。另外,枸杞蒸鸡、枸杞莲子粥等这些食疗的方法,简单易做,也深受老百姓喜欢。

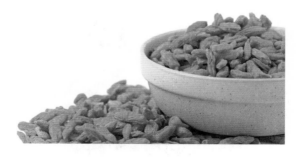

图 8-14　枸杞子

3. 芡实

《中国药典》(2015 年版, 第 1 部, 第 163 页) 记载, 芡实, 归脾、肾经, 有益肾固精、补脾止泻、除湿止带的功效, 主要用于遗精滑精、遗尿尿频、脾虚久泻、白浊、带下。

《黄帝内经》中记载, 常食芡实, 婴儿食之不老, 老人食之延年。芡实又称"鸡头米", 有"水中人参"的美誉。它是睡莲科植物芡的成熟果实。如果肾虚, 体内湿气重, 平时可以煮芡实粥或者用芡实煲汤, 比如山药薏米芡实粥、莲子芡实排骨汤, 营养价值都很丰富。在购买芡实的时候, 最好选择已经半开的, 这样小火慢炖更容易煮熟, 而且营养更丰富。

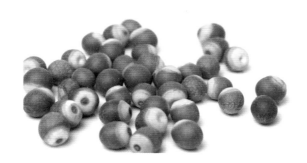

图 8-15 芡实

4. 黑芝麻

《中国药典》(2015 年版, 第 1 部, 第 344 页) 记载, 黑芝麻, 归肝、肾、大肠经, 有补肝肾、益精血、润肠燥的功效, 主要用于精血亏虚、头晕眼花、耳鸣耳聋、须发早白、病后脱发、肠燥便秘。

很多人都吃过黑芝麻糊, 不仅美味, 而且营养价值很高。黑芝麻补血补肾, 男女均可食用。但需要提醒的是, 油性较大的黑芝麻有滑肠的作用, 体虚、大便溏稀的人群不适合吃黑芝麻, 否则会加重拉稀症

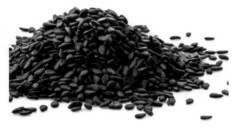

图 8-16 黑芝麻

状。三餐当中,早上吃黑芝麻最好,因为黑芝麻含油脂比较多,晚上吃不易消化,影响睡眠。正常人群不宜大量摄取,春夏两季每天半汤匙,秋冬两季每天一汤匙即可。建议用豆浆机或破壁机将黑芝麻和花生、薏米放在一起研磨,这样更有利于吸收。

第4节 养肾常用食疗方

1. 海参小米粥

【原料】海参一只,小米 100 克,葱、姜、食盐适量。

【做法】将海参用水发泡、洗净,切成小块,小米加适量水,加入葱、姜、盐、海参,共煮为稀粥。

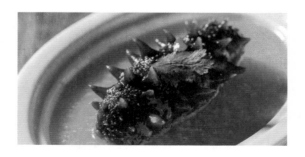

图 8-17　海参小米粥

【作用】益肾润燥。适用于肾阴不足所致的形体瘦弱、皮肤枯燥、干咳少痰等症。

2. 黑豆龙眼大枣粥

【原料】黑豆 30 克,龙眼肉、大枣各 15 克,粳米 50 克,白糖、桂花糖适量。

【做法】将黑豆用水泡涨,大枣去核,粳米洗净。把大枣、粳米、黑豆放入锅中加水适量,用大火煮沸,改用小火慢熬,至黑豆八成熟时,再加入龙眼肉,稍煮片刻,停火后焖 5 分钟,粥好后加入白糖、桂花糖调匀即成。

【作用】黑豆入肾,能治水、消胀、下气、制风热而活血解毒,具有益气养肾、健脾养血、利尿的功效。

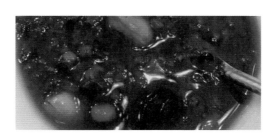

图 8-18 黑豆龙眼大枣粥

3. 黑木耳腰花汤

【原料】猪腰 300 克,水发木耳 15 克,笋片 50 克,葱段 5 克,味精 5 克,精盐 10 克,胡椒粉 1.5 克,上汤 1 升。

【做法】将猪腰一劈两片,片去腰臊,洗净后,切成兰花片,用清水浸泡;木耳用清水洗干净待用。将腰花、木耳、笋片一起下开水锅,汆熟后,捞出,放在汤碗内,加入葱段、味精、精盐、胡椒粉,再将烧沸的上汤倒入碗内便成。

【作用】养肾益精,荣发乌发。适用于肾精亏损不能上荣头发所致的头发干枯、黄发、白发,腰膝酸软等病症。

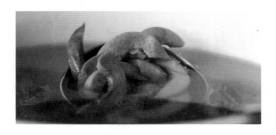

图8-19　黑木耳腰花汤

4. 冬瓜赤豆汤

【原料】冬瓜 500 克,赤豆 40 克。

【做法】冬瓜、赤豆洗净,再将冬瓜切块,同赤豆一起放置于锅中,加水两碗煮沸,用小火煨 20 分钟即可,可加盐调味。

【作用】清热解毒、利尿祛湿。

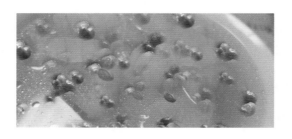

图8-20　冬瓜赤豆汤

5. 芹菜炒虾仁

【原料】虾仁 200 克, 西芹 200 克, 胡萝卜半根, 葱、姜、盐、鸡精、料酒少许。

【做法】虾仁去沙洗净后用厨房纸吸干水分, 加入姜末、一小勺料酒、一小勺干淀粉和半茶勺盐, 用手捏几下上浆, 放入冰箱冷藏至少半小时。西芹和胡萝卜洗净切片, 入沸水氽半分钟, 捞出入冷水中降温后沥干。热锅入油, 油温后下虾仁煸炒半分钟, 放入西芹和胡萝卜片, 加适量盐和鸡精, 撒入葱花炒匀, 盛出装盘即可。

【作用】养肾平肝、利水泄浊。

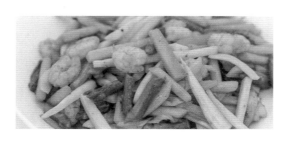

图 8-21　芹菜炒虾仁

第 5 节 养肺益肾的常用中药

1. 虫草

世界上, 虫草属有 500 多种, 其中药用价值最高的是冬虫夏草和蛹虫草。

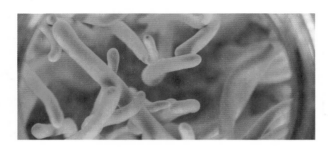

图 8-22　蛹虫草

《中国药典》（2015 年版，第 1 部，第 115 页）记载，冬虫夏草归肺、肾经，有补肺益肾、止血化痰的功效，主要用于肾虚精亏、阳痿遗精、腰膝酸痛、久咳虚喘、劳嗽咯血。

蛹虫草，始载于《新华本草纲要》，有"益肺肾、补精髓，止血化痰"的功效。现代中医学著作《中华药海》记载，蛹虫草，入肺、肾二经。

虫草中含有一种独有的成分——虫草素，是一种天然的核苷类抗生素，也是一种腺苷脱氨酶抑制剂，是虫草中的标志性活性成分，对于滋补肺肾有很好的功效。

近年来，冬虫夏草屡屡被爆出价格虚高、重金属含量超标、以次充好等问题，越来越多的中草药研究人员开始将研究的重点转移到蛹虫草上。蛹虫草也因其功效成分含量高、适用人群广、性价比高的优势，逐渐代替冬虫夏草，成为食品（包括保健食品）、药品等原料的首选。

2017 年 10 月 19 日，上海广播电视台电视新闻中心举办了最新蛹虫草防癌抗癌研究成果的发布会，中科院植物生态研究所副所长王成树发表的研究成果表明：经过数年研究，根据基因及产生模式，冬虫夏草不可能含已知抗癌成分虫草素和喷司他丁（Pentostatin），相反，广泛分布、价格低廉的蛹虫草却含有喷司他丁及虫草素。此成果发表在世界权威的科学杂志 *Cell* 上。

2. 西洋参

《中国药典》(2015 年版, 第 1 部, 第 132 页)记载, 西洋参, 归心、肺、肾经, 有补气养阴、清热生津的功效, 主要用于用于气虚阴亏、虚热烦倦、咳喘痰血、内热消渴、口燥咽干。

《医学衷中参西录》提到, 西洋参性凉而补, 凡欲用人参而不受人参之温者皆可用之, 故补而不燥是西洋参的特别之处。除此之外, 西洋参在古代现代医药典籍中还有相关记载。

《本草从新》记载, 西洋参, 补肺降火, 生津液, 除烦倦, 虚而有火者相宜。意思就是说西洋参是滋阴润肺, 长期服用不上火, 抗疲劳, 最适宜有虚火的人群服用。

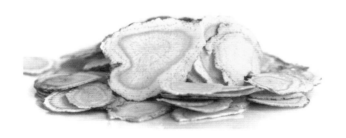

图 8-23　西洋参

《药性考》记载, 西洋参, 补阴退热, 姜制益气, 扶正气。意思就是说, 西洋参补肺阴, 补肺气, 补肾阴, 补肾气, 肺肾同补, 而且可以提高肺部的免疫力, 让肺部抵御外部病菌的能力更强, 扶正气就是中医里面对提高免疫力的解释。

《中药药理学》中记载, 西洋参现代多用于体质虚弱、衰老、久病等引起的疲倦无力、五心烦热、腰膝酸软、心悸不安、气短乏力、咽干口燥、喘咳痰血等多种疾病, 具有明显的抗疲劳和延缓衰老的作用。

3. 山药

《中国药典》（2015 年版，第 1 部，第 28 页）记载，山药，归脾、肺、肾经，有补脾养胃、生津益肺、补肾涩精的功效，主要用于脾虚食少、久泻不止、肺虚喘咳、肾虚遗精、带下、尿频、虚热消渴。

山药药性比较平和，属于药食同源性食物，有多种食用方式，比如蒸山药、炒山药、山药煲鸡汤、清炒山药木耳、山药百合粥、山药薏仁红枣粥、银耳雪梨山药羹等，营养价值和药用价值都很高。中老年人常吃山药，对同时调补肺肾脾胃很有好处，可以帮助改善少食、腹泻、喘咳、尿频等症。

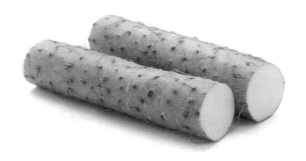

图 8-24　山药

第 6 节 养肺益肾的常用食疗方

1. 西洋参虫草心肺汤

【原料】西洋参 15 克，冬虫夏草 15 克，猪肺 1500 克，猪心 1 个，细葱、精盐各适量。

【做法】将西洋参、冬虫夏草用清水漂洗干净后,再用纱布袋装好备用。将猪肺、猪心挤尽血污,冲洗干净,与药袋同入砂锅,再放入细葱,加水适量,先用武火烧沸,后改用文火慢炖。待猪心、猪肺熟透,除去药袋,加入精盐调味即成。

【作用】滋阴润燥,益肺补肾,适用于心、肺、胃阴液亏虚所致的干咳少痰、痰少黏稠、咽喉痒、声音嘶哑、心悸心烦、失眠多梦、胃脘灼热隐痛、饥而不欲食、反胃干呕、大便秘结,以及慢性咽喉炎、肺结核、慢性胃炎、老年习惯性便秘等肺、胃阴虚者。

2. 山药杏仁粥

【原料】山药、粟米各 100 克,杏仁 20 克,酥油适量。

【做法】将山药煮熟;杏仁炒熟,去皮尖,研为末;粟米炒为面。开水调杏仁末 10 克,山药、粟米适量,入酥油少许,制成粥状,空腹食用,每日 2 次。

【作用】补虚润肺,养肾益气,适用于脾虚体弱、肺虚久咳、纳少气短、胸闷等病症。

【注意】外感咳嗽不宜用。

3. 冰糖燕窝

【原料】燕窝 30 克,枸杞子 15 克,冰糖 180 克。

【做法】将燕窝放入盛沸水的大碗内,加盖浸泡,水凉后,换入清水,择去绒毛和污物,洗净,盛入碗内,加清水 90 毫升,上笼蒸 30 分钟(或放入锅内隔水蒸 30 分钟),使燕窝完全泡发,捞出盛入大汤碗里。取大碗 1 只,放入冰糖及枸杞子,加清水 500 毫升,蒸 30 分钟,蒸至冰糖溶化,去掉沉淀物,连同枸杞子一起倒入盛燕窝的汤碗内即可。

【作用】润肺养阴,补脾强身。支气管扩张、慢性支气管炎、肺结核患者可将其作为滋补调养剂。健康人食用能养肺肾、提神、缓解疲劳。

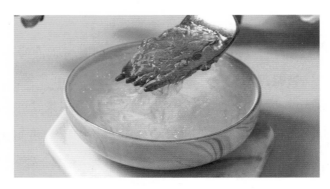

图 8-25 冰糖燕窝

第 7 节 六字诀呼吸养生法

六字诀是一种吐纳法,通过嘘、呵、呼、呬、吹、嘻六个字的不同发音口型,以及唇齿喉舌的不同用力,来牵动不同的脏腑经络气血的运行。练习六字诀要注意 4 个关键点:第一是预备式,两足开立,与肩同宽,头正颈直,含胸拔背,松腰松胯,双膝微屈,全身放松,呼吸自然;第二是呼吸法,采用腹式呼吸,先呼后吸,呼时读字,腹部自然凹进,体重移至足跟;第三是调息,每个字读六遍后,调息一次,以稍事休息,恢复自然;第四是坚持,六字诀全套练习每个字做六次呼吸,早晚各练三遍,日久必见功效。

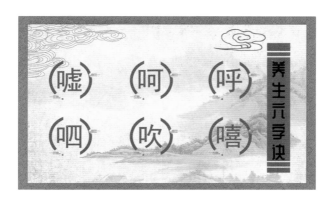

图 8-26　养生六字诀

1. 嘘字功平肝气

嘘，读 xū。口型为两唇微合，有横绷之力，舌尖向前并向内微缩，上下齿有微缝。

呼气念嘘字，足大趾轻轻点地，两手自小腹前缓缓抬起，手背相对，经胁肋至与肩平，两臂如鸟张翼向上、向左右分开，手心斜向上。两眼反观内照，随呼气之势尽力瞪圆。屈臂两手经面前、胸腹前缓缓下落，垂于体侧，再做第二次吐字。如此动作六次为一遍，做一次调息。嘘气功有助于缓解目疾、肝肿大、胸胁胀闷、食欲不振、两目干涩、头目眩晕等症状。

2. 呵字功补心气

呵，读 hē。口型为半张，舌顶下齿，舌面下压。

呼气念呵字，足大趾轻轻点地，两手掌心向里由小腹前抬起，经体前至胸部两乳中间位置向外翻掌，上托至眼部。呼气尽吸气时，翻转手心向面，经面前、胸腹缓缓下落，垂于体侧，再行第二次吐字。如此动作六次为一遍，做一次调息。呵气功有助于缓解心悸、心绞痛、失眠、健忘、

101

盗汗、口舌糜烂、舌强语塞等症状。

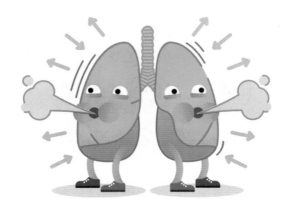

图 8-27　呼气

3. 呼字功培脾气

呼，读 hū。口型为撮口如管状，舌向上微卷，用力前伸。

呼气念呼字，足大趾轻轻点地，两手自小腹前抬起，手心朝上，至脐部，左手外旋上托至头顶，同时右手内旋下按至小腹前。呼气尽吸气时，左臂内旋变为掌心向里，从面前下落，同时右臂回旋掌心向里上穿，两手在胸前交叉，左手在外，右手在里，两手内旋下按至腹前，自然垂于体侧。再以同样要领，右手上托，左手下按，做第二次吐字。如此交替六次为一遍，做一次调息。呼字功有助于缓解腹胀、腹泻、四肢疲乏、食欲不振、肌肉萎缩、皮肤水肿等症状。

4. 呬字功补肺气

呬，读 xì。口型为开唇叩齿，舌微顶下齿后。

呼气念呬字，两手从小腹前抬起，逐渐转掌心向上，至两乳平，两臂外旋，翻转手心向外成立掌，指尖对喉，然后左右展臂宽胸推掌如鸟张翼。呼气尽,随吸气之势两臂自然下落垂于体侧,重复六次,调息。呬字功可以养肺补气,有助于缓解很多肺部疾病导致的咳嗽、呼吸困难等症状。

5. 吹字功补肾气

吹,读 chuī。口型为撮口,唇出音。

呼气读吹字,足五趾抓地,足心空起,两臂自体侧提起,绕长强、肾俞两穴向前划弧并经体前抬至与锁骨平,两臂撑圆如抱球,两手指尖相对。身体下蹲,两臂随之下落,呼气尽时两手落于膝盖上部。随吸气之势慢慢站起,两臂自然下落垂于身体两侧。共做六次,调息。吹字功有助于缓解腰膝酸软、盗汗遗精、阳痿、早泄、子宫虚寒等症状。

6. 嘻字功理三焦

嘻,读 xī。口型为两唇微启,舌稍后缩,舌尖向下,有嘻笑自得之貌。

呼气念嘻字,足四、五趾点地,两手自体侧抬起如捧物状,过腹至两乳平,两臂外旋翻转手心向外,并向头部托举,两手心转向上,指尖相对。吸气时五指分开,由头部循身体两侧缓缓落下并以意引气至足四趾端。重复六次,调息。嘻字功有助于缓解由三焦不畅而引起的眩晕、耳鸣、喉痛、胸腹胀闷、小便不利等症状。

第 8 节　提高免疫力对肺肾保养的重要性

免疫即免于疫病,现代免疫的概念是指机体具有识别和清除异己物质的免疫系统,用以维护机体的正常生理功能。也就是说,免疫系统最基本的功能是识别和清除外来入侵的任何异物 (病毒、细菌等),在生理情况下,起着免疫防御、免疫自稳、免疫监视等作用。免疫力低下,最直接的表现就是容易生病,尤其是呼吸系统疾病,比如感冒、扁桃体发炎、哮喘、支气管炎、肺炎等。中老年人随着年龄的增长,免疫力下降,抗病能力比较弱,尤其对于很多患有慢性疾病人群来说,疾病更容易反复,并发症的出现也会增快。提高免疫力是保养好肺肾的基础,可以帮助人体免于很多感染性疾病或者并发症的出现。因此,远离亚健康,抵抗疾病,走向健康的过程中一定要重视自身免疫力的提高,养成健康的生活方式。

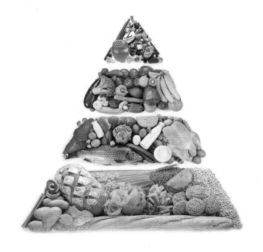

图 8-28 均衡饮食有利于提高免疫力

1. 均衡营养

人体通过摄入各种食物获得人体需要的各种营养物质,以维持机体生长发育、新陈代谢,这些物质称为营养素。人体需要的营养素有很多,按化学性质或生理作用可分七大类,即蛋白质、脂肪、碳水化合物、矿物质、维生素、纤维素和水。人体内的各种营养素如果保持在一个均衡状态, 机体的细胞尤其是白细胞的"战斗力"就会很强, 也就是说机体的免疫力很强。因此, 一日三餐全面均衡的营养摄入非常重要, 一定要养成良好的营养均衡的饮食习惯, 按照中国营养学会推荐的饮食金字塔科学饮食。

2. 加强锻炼

劳逸适度是健康之"母"。人体生物钟正常运转是健康的保证, 而生物钟的"错点"则是亚健康的开始。现代人很多都忙于事业, 锻炼的时间越来越少, 应该多培养自己的兴趣爱好, 尤其是体育锻炼方面, 可以适度加强锻炼, 提高自身的免疫力, 增强抗病能力。

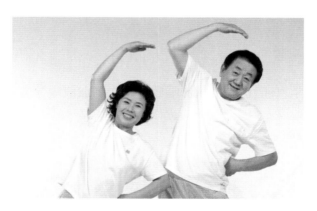

图 8-29　适度锻炼有利身体健康

3. 戒烟限酒

医学研究证明, 吸烟时人体血管容易发生痉挛, 导致心、脑、肺多器官血液供应减少, 营养素和氧气供应减少。长期吸烟的人抗病能力下

105

降,尤其肺受到的伤害不可逆,难以修复。饮酒要适度,但嗜酒、醉酒、酗酒都会减弱白细胞的"战斗力",削减人体免疫力。尤其是胃肠道黏膜会受到直接损害,易诱发胃炎、胃溃疡、消化道出血、食道癌、胃癌等疾病,同时严重损害人体的肝肾。因此必须严格戒烟限酒,保持人体免疫力处于正常状态。

4、心理健康

一个人的情绪好与坏对健康尤其重要,用乐观的心态去看待每一个事情,事情往往都会顺利。社会在不断发展,应该学会正确对待压力,把压力看做是生活中不可分割的一部分,用乐观的心态融入社会,接受社会的进步与发展,学会适度减压,保持良好的心境,这样对健康十分有利。肺肾的养护都需要平和的心态,不宜大喜大悲,不宜长时间处于担惊受怕、紧张焦虑的状态。

5. 经常唱歌

德国科学家前几年就发现,唱歌能使人的血液成分发生变化,有利

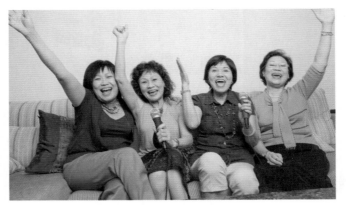

图 8-30 经常唱歌有利于保持好心情

于提高人体的免疫力。德国法兰克福大学的研究人员选择了该市一个职业唱诗班的成员作为研究对象。这些歌手排练 1 小时莫扎特的歌曲之后，研究人员对他们排练之前和之后的血液进行了检验。结果发现，在排练之后，这些歌手的免疫系统中像抗体一样发生作用的蛋白质——免疫球蛋白 A 和抗压力激素——氢化可的松的浓度都有了显著提高。研究人员还发现唱歌能显著激活人的情绪。

6. 补充维生素

中老年人随年龄增长，器官功能自然退化，能量摄入偏低，新陈代谢功能下降，受慢性病和膳食营养素缺乏、饮食习惯等因素影响，中老年人体内维生素不足，身体会一直处于亚健康状态。维生素是维持人体机能正常运转所必需的一类微量有机化合物。维生素对各类慢性疾病有一定的防治作用，但是单纯靠日常的饮食或者水果蔬菜的摄入，无法满足身体营养所需，需要特别补充，比如维生素 C、B 族维生素、维生素 E 等。

（1）维生素 C。维生素 C 不仅可以抗坏血病，还可以提高机体的免疫力。维生素 C 是人体免疫系统必需的维生素，可从多个方面增强机体的抗感染能力，缺乏维生素 C 会使机体的免疫力降低。当机体发生急性和慢性感染时，白细胞内维生素 C 的含量急剧降低，使白细胞对抗病原菌的能力下降；而当体内维生素 C 的含量升高时，白细胞更加活跃，清除病原菌的能力更强。维生素 C 也是胶原蛋白合成必不可少的辅助物质，充足的维生素 C 可以间接提高机体组织对外来病原菌的阻挡作用。很多肺病人群免疫力低下，最怕感冒和旧病复发，日常补充维生素 C，可帮助提高身体抵抗力，对病情恢复很有帮助。

（2）B 族维生素。B 族维生素是指在细胞代谢中扮演重要角色的 8 种水溶性维生素,包括维生素 B_1、核黄素、烟酸、泛酸、维生素 B_6、生物素、叶酸、维生素 B_{12},具有镇痛、保护神经的作用,临床上常用来辅助治疗多种慢性疼痛,包括腰疼、背痛、坐骨神经痛、三叉神经痛、糖尿病周围神经病变等。糖尿病人更应及时补充 B 族维生素,因为 B 族维生素参与人体内重要的代谢,比如脂肪、碳水化合物、蛋白质、糖的代谢等。

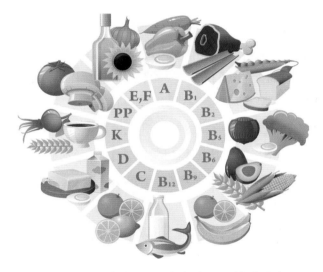

图 8-31　适度补充维生素有利于延缓机体衰老

(3) 维生素 E。维生素 E 是一种重要的抗氧化营养素,可以防止多不饱和脂肪酸发生氧化,还能保护 T 淋巴细胞、红细胞,抗自由基氧化,抑制血小板聚集等,因而可延缓人体的衰老进程,对预防疾病的发生有一定的作用。维生素 E 缺乏会引起红细胞数量减少及缩短红细胞的生存时间,出现大细胞性贫血或者溶血性贫血。临床上经常应用维生素 E 治疗溶血性贫血、习惯性流产和不孕症。

参考文献

[1]樊新荣,辛宝.养生须补肺[M].北京:中国中医药出版社,2018.

[2]国家药典委员会.中华人民共和国药典:一部[M].北京:中国中医药出版社,2015.

[3]郭琳.冬虫夏草并不含抗癌成分虫草素[J].海南医学,2017,28(20):3345.

[4]韩萍,化麦营.增强免疫力 远离亚健康[J].中国科技信息,2005（12）:182-183.

[5]江克明.肾阴肾阳学说的形成与运用[J].中医文献杂志,2001(1):24-25.

[6]罗仁.肾虚证研究的临床思维[J].广州中医学院学报,1993,10(1):41-44.

[7]李宜华,徐隆绍.维生素B族与糖尿病[J].国外医学（内分泌学分册）,1995,15(2):103-104.

[8]马汴梁.中医补肺养生法[M].4版.郑州:河南科学技术出版社,2017.

[9]马汴梁.中医补肾养生法[M].5版.郑州:河南科学技术出版社,2017.

[10]聂怀鑫,王佃亮.维生素C的免疫功能及其缓释技术[J].中国医药生物技术,2013,8(5):380-383.

[11]沈丕安.现代中医免疫病学[M].北京:人民卫生出版社,2003.

[12]沈映君.中药药理学[M].2版.北京:人民卫生出版社,2011.

[13]沈元良.中医药补肾养肾[M].北京:金盾出版社,2017.

[14]吴翠珍.医学营养学[M].北京:中国中医药出版社,2016.

[15]吴筱枫,严世芸.《圣济总录·肺藏门》肺虚证辨证论治特色[J].中国中医药科技,2018,25(2):295-296.

[16]杨力.养肺,养生王道[M].哈尔滨:黑龙江科学技术出版社,2018.

[17]徐铌.宋学军.B族维生素的镇痛和神经保护作用[J].中国疼痛医学杂志,2013,19(10):609-613.

[18]冼玉玲.音乐与健康系列(十四):唱歌有助于提高免疫力[J].音乐生活,2014(1):58.

[19]闫志安.肾精、肾气、肾阴、肾阳析[J].中国医药学报,2000,15(3):14-15.

[20]于作洋.慢支肺心病调养与护理[M].北京:中国中医药出版社,1999.

[21]郑湘瑞.中医理论[M].南京:东南大学出版社,2018.

[22]张艳,吕静,礼海.养生之秘在养肾[M].北京:中国中医药出版社,2017.

[23]张艳,吕晓东.养生早养肺[M].北京:中国中医药出版社,2012.